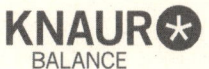

GLENN LIVINGSTON

NIE WIEDER FRESS ATTACKEN!

Der ultimative Guide für selbstbestimmtes Essen

Aus dem amerikanischen Englisch
von Brigitte Rüßmann und Wolfgang Beuchelt

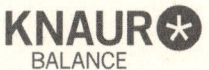

Dieses Buch dient der Information. Dieses Buch bietet keinerlei
medizinische, psychologische und/oder Ernährungsratschläge.
Sie sind für Ihre Ernährung und Ihre geistigen und körperlichen Bedürfnisse
selbst verantwortlich. Wenn Sie bei diesen Aufgaben Hilfe benötigen,
wenden Sie sich bitte an einen Arzt, Ernährungsberater, Psychologen
und/oder anderen Spezialisten.
Vor allem, wenn bei Ihnen jemals eine Essstörung diagnostiziert wurde,
sollten Sie ohne Rücksprache mit Ihrem Psychiater, Psychotherapeuten oder
Ernährungsberater keinen eigenen Ernährungsplan aufstellen.

Besuchen Sie uns im Internet:
www.knaur-balance.de

Aus Verantwortung für die Umwelt hat sich die Verlagsgruppe
Droemer Knaur zu einer nachhaltigen Buchproduktion verpflichtet.
Der bewusste Umgang mit unseren Ressourcen, der Schutz unseres Klimas
und der Natur gehören zu unseren obersten Unternehmenszielen.
Gemeinsam mit unseren Partnern und Lieferanten setzen wir uns
für eine klimaneutrale Buchproduktion ein, die den Erwerb
von Klimazertifikaten zur Kompensation des CO_2-Ausstoßes einschließt.
Weitere Informationen finden Sie unter: www.klimaneutralerverlag.de

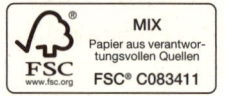

Deutsche Erstausgabe Oktober 2020
© 2020 Knaur Verlag
Ein Imprint der Verlagsgruppe
Droemer Knaur GmbH & Co. KG, München
Alle Rechte vorbehalten. Das Werk darf – auch teilweise – nur mit
Genehmigung des Verlags wiedergegeben werden.
Redaktion: Anke Schenker
Covergestaltung: total italic, Thierry Wijnberg
Coverabbildung: Pelonmaker / Shutterstock.com
Abbildung im Innenteil: Pelonmaker / Shutterstock.com
Satz: Adobe InDesign im Verlag
Druck und Bindung: CPI books GmbH, Leck
ISBN 978-3-426-67593-9

2 4 5 3 1

Inhalt

1
Das unerhörte Versprechen

»Das kann auf gar keinen Fall stimmen!«
Liebe Grüße, dein Dick-Denkendes-Ich

Ich gebe Ihnen ein unerhörtes, Ihr Leben veränderndes Versprechen: Geben Sie mir etwas Zeit, bevor Sie urteilen, und Sie können einen (vielleicht etwas verrückten) mentalen Trick erlernen, um Ihre Ernährung vollständig und ein für alle Mal in den Griff zu bekommen.

Nicht das Zähnezusammenbeißen und Durchhalten, das Sie von Diäten kennen, sondern echte, dauerhafte Kontrolle, die Sie 24 Stunden an 365 Tagen im Jahr mühelos ausüben können, ohne ständig darüber nachdenken zu müssen. Sie schließen endlich Frieden mit der eigenen Ernährung. Sie können den Körper erlangen, den Sie sich erträumen; die Gesundheit, die Sie verdienen, und die innere Sicherheit und das Selbstwertgefühl, das Sie erfahren, wenn Sie sich einer Sache ganz verschreiben.

Wenn Sie den mentalen Trick erst einmal erlernt haben, schützt er Sie nicht nur vor all den Gedanken, die Sie heute zu Fressattacken verleiten, sondern auch gegen alles, was sich Ihr Dick-Denkendes-Ich noch so ausdenken mag.

Aber seien Sie gewarnt: Dieser mentale Trick ist recht ungewöhnlich, und vermutlich lehnen Sie ihn erst einmal ab. Manche legen das Buch sofort weg. Andere halten mich für verrückt.

Das ist in Ordnung.

Die Kritik stört mich nicht, da ich weiß, dass mein »seltsamer« Ansatz, auch wenn er einige stört, schon unzähligen anderen geholfen hat ...

Denn das, was Sie bisher als Ihr Gewichtsproblem betrachten – oder das Problem, sich an Ihre Ernährungsvorsätze zu halten –, ist eigentlich ein fehlgeleiteter Selbsterhaltungstrieb. Deshalb schlagen Ihre Versuche fehl, sich an Ihre eigenen guten Vorsätze zu halten. Deshalb kommen Sie beim Versuch, Ihren Ernährungsplan oder Ihre Diät einzuhalten, immer wieder vom Kurs ab.

Das ist auch der Grund, warum Sie bei allem Bemühen immer wieder so essen, wie Sie es eigentlich nie wieder tun wollten. Es ist der Grund dafür, dass Sie sich entmutigt, deprimiert und hoffnungslos fühlen.

Wenn Sie diesen Amok laufenden Überlebenstrieb in seine Schranken weisen, wird er um sein Leben fürchten. Aber glücklicherweise gibt es **eine** Einsicht, auf die dieser scheinbar unbesiegbare Instinkt reagiert und mit deren Hilfe Sie Ihr Essverhalten ab jetzt kontrollieren können.

Sie können sich also auf ganz viele kritische Stimmen in Ihrem Kopf gefasst machen. Sich seiner inneren Abwehr bewusst zu werden ist aber Teil dieses Prozesses. Dieses Buch ist sogar darauf angelegt, Sie zu provozieren.

Ich bitte Sie nur darum, mir zuzuhören.

Lesen Sie das Buch bitte erst zu Ende, und urteilen Sie dann. Testen Sie meine Methode eine Zeit lang, auch wenn sie verrückt erscheint oder für Sie anfangs nicht wirklich zu funktionieren scheint. Wenn Sie dann beschließen, dass sie nichts für Sie ist, dann ist das okay. Aber Sie treffen die Entscheidung zumindest bewusst, denn wie Sie bald feststellen werden, geht es um viel mehr als nur darum, ein paar Pfunde zu verlieren, und auch um mehr als Ihre Gesundheit.

Es geht darum, die eigenen Ziele und Träume mit mehr Selbstvertrauen und Selbstsicherheit anzugehen, als Sie es je für möglich gehalten hätten.

Es geht um alles, was Ihnen wichtig ist, so wie bei jedem, der wirklich mit seiner Ernährung ringt. Und wenn Sie einen Moment innehalten, stimmen Sie mir sicherlich zu. Zumindest aber werden Sie zugeben, wie wichtig es ist, dieses Essensproblem endlich ein für alle Mal in den Griff zu bekommen.

Lesen Sie also bitte so vorbehaltlos wie nur eben möglich weiter. Denn was wäre, wenn ich recht hätte?

Wer bin ich?

Ich bin ein ehemals übergewichtiger Mann mit familiärer kardiovaskulärer Vorbelastung.

Jemand, der sich trotz Dutzender ärztlicher und anderer Warnungen fast zu Tode gefressen hätte.

Jemand, der Jahre seines Lebens aufgrund des Glaubens verschwendet hat, eine mysteriöse Krankheit sei für seine Fressattacken verantwortlich.

Jemand, der glaubte, er sei unfähig, großen Mengen von Bagels, Pizza, Schokolade, Donuts, Nudeln, Chips und allem anderen, was gut schmeckt, zu widerstehen.

Meine Fixierung aufs Essen und mein zwanghaftes Essverhalten hielten mich nicht davon ab, einen Doktortitel in klinischer Psychologie zu erwerben, eine große, erfolgreiche Praxis aufzubauen und eine große Studie zum Essverhalten mit über 40 000 Teilnehmern durchzuführen.

Ich habe mehr als 25 Jahre lang Firmen geführt, die diverse Fortune-500-Unternehmen mit Forschungs- und Beratungsleistungen im Wert von Abermillionen Dollar versorgten, darunter große Lebensmittelkonzerne wie Liptorn, Kraft, Nabisco usw.

Ich war also jemand, der noch nicht einmal bei der Arbeit mit Patienten oder bei der Beratung seiner Kunden damit aufhörte, ans Essen zu denken …

Ich bin jemand, der die meiste Zeit seines Lebens verzweifelt nach einer Lösung seiner Essstörungen suchte, bis ich einen fast kindischen Trick fand, der mir half, wie ein dauerhaft schlanker Mensch zu denken.

Ich hatte diese verrückte Idee, die sich in meinem Kopf festsetzte, wuchs und immer stärker wurde, egal wie sehr mein Dick-Denkendes-Ich sie zerstören wollte!

Achtung:
Ihr Dick–Denkendes–Alter–Ego will nicht,
dass Sie dieses Buch lesen!

Ihr Dick-Denkendes-Ich wird alles tun, um Sie von diesem Buch fernzuhalten. Vermutlich sagt es bereits Dinge wie:

»Das kannst du nicht ernst meinen! Noch eine Diät? Das schaffen wir nie. Du bist zu schwach. Du hältst dich nie an einen strikten Ernährungsplan. Willst du wirklich, dass wir den Rest unseres Lebens nur Kaninchenfutter fressen? Echt? Leg das Buch einfach weg und lass uns eine kleine Fressparty veranstalten. Na, wie wär's? Na komm!«

Daher gebe ich Ihnen hier und jetzt ein Versprechen: Dieses Buch will Ihre Fähigkeit stärken, sich an den Ernährungsplan Ihrer Wahl zu halten. Es geht nicht darum, eine bestimmte Diät einzuhalten (oder nicht einzuhalten). Was Sie essen, wann Sie essen und wo Sie essen, liegt ganz bei Ihnen.

Ihr Dick-Denkendes-Ich wird sich auch gegen die klaren Grenzen sträuben, die diese Technik erfordert.

»Meinst du wirklich, dass du die Linie **nie mehr** überschreitest? Dann fühlst du dich bei der nächsten Fressattacke umso schuldiger, das weißt du. Willst du dich wirklich noch schuldiger fühlen? Jetzt geh einfach und hol was ›zum Wohlfühlen‹ … das wird so lecker! – Dein Dick-Denkendes-Ich«

Diese Drohung mit Schuldgefühlen darf Sie weder beängstigen noch beherrschen. Denn mit diesem Buch entwickeln wir eine effektive Methode, mit den eigenen Fehlern gutherzig und ohne Schuldgefühle und Scham umzugehen. Wenn Sie rückfällig werden, rappeln Sie sich einfach wieder auf und machen genau da weiter, wo Sie aufgehört haben. Es gibt **keinen Grund** für ständige Selbstvorwürfe! (Ist Ihnen aufgefallen, wie sehr sich Ihr Dick-Denkendes-Ich über die Möglichkeit freut, dass Sie rückfällig werden könnten?)

Da schon die Angst vor dem Versagen und vor Schuldgefühlen viele davon abhält, meine Methode auszuprobieren, lassen Sie uns kurz darüber sprechen, wie wir beim Denkansatz von *Nie wieder Fressattacken* mit Fehlern umgehen. Kurz gesagt, wir gehen mit uns um, wie wir mit einem Kind umgehen würden, das versucht, etwas ganz Wichtiges zu erreichen bzw. zu erlernen.

Nehmen wir an, Ihre fünfjährige Tochter will unbedingt den steilen Hügel mit dem Fahrrad hinauffahren, ohne anzuhalten. Würden Sie ihr sagen: »Das schaffst du nie, Sarah. Der Hügel ist viel zu steil. Ich will nicht, dass du dich hinterher schämst oder Schuldgefühle hast, weil es nicht geklappt hat, also versuch es lieber gar nicht erst, okay?«

Natürlich nicht! Sie bestärken sie, ihr Ziel selbstsicher und mit Begeisterung anzugehen. Und wenn es beim ersten Mal nicht klappt, sind Sie an ihrer Seite, helfen ihr zu verstehen, was schiefgegangen ist und was sie beim nächsten Mal besser machen kann. Sie würden ihr auf gar keinen Fall Schuldgefühle machen oder sie von vornherein von ihrem Vorhaben abhalten.

In diesem Szenario wüsste Sarah im Grunde ihres Herzens, dass Sie da sind, wenn sie beim ersten Versuch scheitert, dass Sie sie auffangen und ihr helfen, es beim nächsten Mal besser zu machen. Aber – und das ist das Wichtige – mit Ihrer Hilfe fährt sie beim nächsten Mal wieder begeistert und voller Zuversicht los. Und irgendwann – vielleicht nicht beim zweiten oder dritten Mal – klappt es. Und das liegt zu keinem geringen Teil auch daran, dass Sie verhindert haben, dass sie sich auf die Möglichkeit des Scheiterns konzentriert.

Sie haben Sarah sozusagen dazu ermutigt, etwas vor sich selbst »geheim zu halten«, damit Zweifel und Unsicherheit ihrer Energie und ihrem Willen, ihr Ziel zu erreichen, nicht im Weg stehen.

Meiner Erfahrung nach ist genau das die Einstellung von Menschen, die ihre Fressattacken überwinden.

Wie Sarah, die immer wieder begeistert den Hügel hochfährt, werden Sie lernen, auch den geringsten Zweifel an

Ihrem Erfolg aus Ihrem Denken zu verbannen … auch wenn Sie immer mal wieder im Kleinen scheitern. Selbst wenn Sie mal aus dem Tritt geraten, rappeln Sie sich auf und radeln begeistert in die richtige Richtung weiter und reden sich selbst die ganze Zeit gut zu.

Wenn Sie sich nicht dauernd selbst verurteilen, sind Fressattacken fast unmöglich. Und wenn Sie beschließen, sich immer wieder aufzurappeln und »weiterzuradeln«, kommen Sie auch irgendwann oben an.

Unsicherheit, Zweifel und geringes Selbstwertgefühl sind ein psychologisches Krebsgeschwür, das übermäßiges Essen fördert. Aber statt mit traditionellen psychologischen Methoden Jahre zu verschwenden, diese Probleme auszuräumen, kommen wir gleich zum Punkt, streichen die Möglichkeit des Scheiterns aus unseren Gedanken, wenn wir »den Hügel hinaufstrampeln«, und starren Schuldgefühle ganz schnell nieder, wenn wir mal vom Weg abkommen.

So können Sie Ihrem Dick-Denkenden-Ich selbstsicher sagen, dass es nicht mehr die Macht hat, Ihren Weg mit Versagensängsten oder Schuldgefühlen zu untergraben.

Mit der Kraft dieses Ansatzes können Sie sich realistische Ziele setzen und sie so lange verfolgen, bis Sie sie erreichen, egal wie viele Versuche Sie dafür benötigen. (Ihr Dick-Denkendes-Ich freut sich vermutlich gerade hämisch auf all die gescheiterten Versuche, Ihre Fressattacken zu überwinden. Ignorieren Sie diese Gedanken einfach.)

Wie man mit Versagensängsten, Schuldgefühlen etc. umgeht, besprechen wir später noch genauer, aber da Sie nun das grundlegende Prinzip verstanden haben, sollte es einfacher sein weiterzulesen.

Es gibt einen letzten Einwand, den Ihr Dick-Denkendes-Ich vorbringen wird, um Sie von der weiteren Lektüre abzuhalten: Es wird vehement vorbringen, dass Sie grausam gegen sich selbst sind, wenn Sie es zurückweisen. Es hätte viel lieber, dass Sie bei der Methode »Dünn werden durch Selbstliebe« blieben.

Ich verspreche, wenn wir fertig sind, werden Sie sich selbst mehr lieben und weniger kasteien.

In diesem Zusammenhang ist es wichtig, Folgendes zu verstehen:

Es ist praktisch unmöglich, durch Selbstliebe dünn zu werden!

Indem Sie Ihr Dick-Denkendes-Ich erkennen und »einsperren«, übernehmen endlich **Sie** die Kontrolle über Ihre Essensentscheidungen und können sich dauerhaft darauf programmieren, wie ein dünner Mensch zu denken. So entmachten Sie Ihre destruktive Denkweise, die Ihnen bisher so viele Probleme mit der Ernährung beschert hat.

Wie bereits gesagt lehnen viele Menschen diesen Gedankentrick ab, weil sie **alle** Facetten ihres Selbst lieben möchten – um jeden Preis.

Das Problem damit ist, dass manche Impulse einfach viel zu schwer zu bändigen sind, wenn man ihnen auch nur den geringsten Spielraum lässt. Die körperlichen und biochemischen Gegebenheiten machen es den meisten Menschen beim Essen und anderen Überlebensinstinkten praktisch unmöglich, sich selbst »dünnzulieben«. Nach meiner Erfahrung haben fast alle Menschen, die mit Fressattacken oder Phasen des Überessens zu kämpfen haben, die gleiche Schwierigkeit.

Meine mitfühlende Seele wünschte sich, das wäre nicht so ...

Aber unsere »Völlereigedanken« sind nun mal ein Teil von uns. Deshalb verstehe ich, dass manchen Menschen diese Methode zunächst als zu harsch erscheint. Aber wenn Sie einmal ehrlich darüber nachdenken, werden Sie zugeben, dass diese Gedanken für den rücksichtslosesten und kindischsten Teil unseres Selbst stehen.

Das ist der Teil, der uns immer wieder dazu verleitet hat, gegen besseres Wissen zu handeln, und uns von unseren noch so ernst gemeinten Ernährungszielen abgebracht hat.

Solche negativen Gedanken darf man ruhigen Gewissens dauerhaft ablehnen.

Meiner Erfahrung nach hat das Genesen von Fressattacken, starkem Überessen und/oder das Einhalten einer bestimmten Ernährungsweise **nichts** mit der Pflege eines verwundeten Tieres gemein, sondern erinnert an das Einfangen eines aggressiven Dobermanns. Dieser Hund muss Sie respektieren und Ihnen gehorchen – oder er wird ewig seinen Kopf durchsetzen!

Mit Barmherzigkeit werden Sie diese Gedanken, die Sie immer wieder zu Fressattacken oder zur Völlerei verleiten, nicht stoppen und entmachten. Es ist eine Frage unumstößlicher Kontrolle und Dominanz.

Der eigentliche Grund, warum Menschen immer wieder von ihren guten Vorsätzen bezogen auf das Essen abkommen, ist, dass sie unwissentlich ihr Dick-Denkendes-Ich hegen und pflegen.

Aus den hier bereits angeführten Gründen werden wir diesen Teil unserer Gedanken, der all unsere fetten Gedanken beheimatet, ab hier den »Vielfraß« nennen.

Was ist der »Vielfraß«?

Das Erste, was Sie wissen müssen, ist: **Sie sind nicht der Vielfraß!**

Ihr Vielfraß ist nicht mit Ihnen identisch!

Das Zweite ist, Sie müssen ihn nicht Vielfraß nennen, Sie können ihm auch einen anderen Namen geben, wie etwa »Fressmonster«, »Nimmersatt«, »Dämon« oder wie immer Sie möchten, Hauptsache, es klingt nicht wie ein niedliches Haustier. Wir wollen uns ja davon distanzieren und es nicht hegen und pflegen.

Ich nenne mein Dick-Denkendes-Ich »Vielfraß«, und deshalb werde ich im Rahmen dieses Buches auch vom »Vielfraß« sprechen, wenn es um diesen scheinbar unkontrollierbaren Essdrang geht.

Und das unterscheidet Sie vom Vielfraß:
- Sie haben Träume und Sehnsüchte, der Vielfraß lebt nur für die Völlerei.
- Sie genießen alles, was das Leben zu bieten hat, der Vielfraß will nur von Ihnen gefüttert werden.
- Der Vielfraß schert sich nicht um gesundheitliche Folgen, den Körper, Ihr Wohlbefinden oder Ihr Glück, denn der Vielfraß will um jeden Preis sein Futter! Sie wollen lieben, lernen, lachen und ein möglichst erfülltes Leben führen. Der Vielfraß lebt nur für die nächste köstliche Fressattacke.
- Sie können planen, organisieren und Erstaunliches erreichen. Für den Vielfraß ist das Leben eine einzige Fressparty, und er setzt all seine Energie daran, Sie zum Völlern zu bringen. Glücklicherweise sind Sie der Einzige, der ihn füttern kann.

Wenn Sie das begreifen, haben Sie die Hälfte des Weges zur Gewichtskontrolle schon hinter sich. Die andere Hälfte besteht darin, das Kreischen des Vielfraßes kaltherzig ignorieren zu lernen.

Denn schlussendlich wird einer leiden, entweder Sie oder der Vielfraß – und ich verspreche, Sie werden es nicht sein.

Ihr innerer Vielfraß ist für so viel Kummer und Leid in Ihrem Leben verantwortlich.

Er hat Sie all diese schlechten Dinge essen lassen, all diese riesigen Portionen zur falschen Tageszeit, er hat Ihre Gesundheit beschädigt, Ihre Selbstsicherheit, Ihre Lebensqualität – und das wahrscheinlich schon über Jahrzehnte.

Der Vielfraß hat Ihnen vermutlich jeden vernünftigen Ernährungsplan ausgeredet, den Sie je hatten.

Er hat verhindert, dass Sie Ihrem Körper, Ihrem Geist und Ihrer Seele wirklich Gutes tun.

Er hat Sie nicht nur Ihres Traumkörpers beraubt, sondern auch der Energie, um Ihre Traumziele im Leben zu erreichen.

Der Vielfraß ist schuld, dass Sie mit einem unnötigen Übergewicht leben. Er hat Ihre Erfolge, Ihre Gesundheit, Ihr Glück geschmälert.

Und es ist der Vielfraß, der Ihnen die Hoffnung nimmt, jemals dauerhaft Gewicht zu verlieren.

Aber dem Vielfraß ist das alles schnurzegal.

Ihn interessiert nur sein eigenes Vergnügen und er wird alles, was Sie lieben, ohne mit der Wimper zu zucken zerstören, nur um einen weiteren köstlichen Bissen zu bekommen.

Der Vielfraß hat keine Liebe und kein Mitleid verdient.

Er ist **nicht** das Kind in Ihnen, kein niedliches Kuscheltier, er ist nichts, was Ihre Wertschätzung in irgendeiner Form wert wäre.

Also verwechseln Sie niemals Ihren Vielfraß mit dem gleichnamigen pelzigen Mardertier.

Der Vielfraß (das echte Tier) ist intelligent, fürsorglich in der Aufzucht und kann sogar als Lawinenhelfer dienen. In der realen Welt brauchen diese Tiere unseren Schutz.

Der innere Vielfraß hingegen ist eine außer Kontrolle geratene Fressmaschine, die alles zerstören wird, was Sie lieben – wenn Sie es zulassen.

Leider können wir den Vielfraß nicht ganz aus unserem Leben verbannen, denn er ist eng mit einer anatomischen Struktur verbunden (dem Mittelhirn), die wir zum Überleben benötigen. Aber Sie können ihn dauerhaft beherrschen, solange Sie seine Schreie nicht mit Ihren eigenen Bedürfnissen verwechseln und ansonsten alles Notwendige tun, um Ihr Überleben zu sichern.

Sie sind nicht der Vielfraß!

So verrückt das klingen mag, aber Sie müssen lernen, dem Vielfraß genau so viel Verachtung entgegenzubringen wie einem Rüpel. Denn jedes Mal, wenn Sie »die Linie überschreiten« und sich trotz aller guten Vorsätze den Magen vollhauen, redet diese kleine Stimme in Ihrem Kopf (der Vielfraß) Ihnen ein, das sei schon »in Ordnung«. Der Vielfraß (der Rüpel) schert sich einen Dreck darum, wie krank es Sie macht, wie viel Schmerz es bereitet und/oder wie sehr es Sie von Ihren Plänen und Zielen abbringt.

Der Vielfraß will Sie nur davon überzeugen, dass es okay ist, jede Menge Müll zu essen.

Aber das ist es **nicht**! Der Trick ist, dass Sie nun endgültig genug haben von diesen Gedanken, die – bis jetzt –

Ihr Leben so stark bestimmt haben. Und das alles nur für ein paar Augenblicke schädlichen Vergnügens.

Aus diesem Grund werden wir uns in unserer Gedankenwelt freiwillig und offensiv von diesem Vielfraß lösen und so die vollständige Kontrolle über seine zerstörerischen Einfälle erlangen.

Sie sind **nicht** der Vielfraß und er verdient **keine** Rücksicht. Lernen Sie, seine Schreie zu erkennen, um sie dann sofort zu ignorieren.

Bin ich verrückt?

Nicht wirklich.

Ich glaube nicht, dass irgendjemand wirklich einen Vielfraß in sich trägt.

Das ist ein mentales Hilfskonstrukt, ein Trick, mit dem wir uns selbst überlisten.

Aber hier kommt der entscheidende Punkt: Es ist nicht irgendein Trick, sondern **der** Trick, der funktioniert, wo andere versagen.

Manche von uns müssen sich diese Selbstüberlistung eingestehen, um weiter rational denken zu können. Das kann man gerne tun, doch danach ist es wichtig, den Vielfraß zu behandeln, als sei er real.

Deshalb werde ich auch nur hier einmal darauf hinweisen, dass der Vielfraß nicht wirklich existiert.

Er ist ein Konzept, das Ihnen hilft, sich von Gedanken und Gefühlen zu distanzieren, die Sie bisher von Ihren besten Vorsätzen abgehalten haben. Eine Denkweise, die hilft, die Kontrolle zu erlangen und das Leben zu leben, das Sie sich wünschen. Damit das aber gelingt, muss es in **allen** Momenten der Versuchung absolut real erscheinen.

Diese Vorstellung mag erst einmal schwierig sein. Dem Vielfraß wäre es sicher recht, wenn Sie nicht an seine Existenz glaubten. Denn dann halten Sie seine Schreie für Ihre eigenen Gedanken und das ist, wie wir bald feststellen werden, seine einzige Möglichkeit, Sie dazu zu bekommen, ihn zu füttern.

Wen kümmert das?

Sperren Sie den Vielfraß ein, und sagen Sie ihm, er soll still sein!

Denken Sie daran: Es ist Ihr Geist und Sie dürfen mit Ihren Gedanken und Gefühlen so umgehen, wie Sie es wollen. Der Vielfraß existiert, weil Sie sagen, dass er existiert. So einfach ist das.

> Nimmst du diesen Blödsinn wirklich ernst? Ach komm ... lass uns einfach was Leckeres essen! – *Dein Vielfraß!*

Machen Sie den Test:
Was bringt es, ein »Dick-Denkendes-Alter-Ego« in sich zu definieren?

Wenn Sie nicht sicher sind, ob Sie ein »Dick-Denkendes-Alter-Ego« (Vielfraß) definieren sollten, um sich entschlossen davon zu lösen, finden Sie anhand des Tests auf meiner Webseite heraus, wie viel Schaden der Vielfraß bereits angerichtet hat.

Andere Bezeichnungen für den Vielfraß

Obwohl ich sorgfältig erkläre, dass »Vielfraß« nur eine Bezeichnung für Ihr Reptiliengehirn ist – also genauso wenig Sie ist wie Ihre Eierstöcke oder Hoden –, lehnen es manche Menschen ab, einen Teil ihres Selbst als »Vielfraß« zu bezeichnen, da es schmerzliche Erinnerungen wachruft und sich wie eine Selbstbeschimpfung anfühlt.

Sollte das auf Sie zutreffen, vermeiden Sie es, Ihr Dick-Denkendes-Ich als »Vielfraß« zu bezeichnen. Wie bereits erwähnt, können Sie es nennen, wie Sie möchten – wie etwa Monster, Gierschlund, Saboteur etc. Manche meiner Klienten sprechen von ihrem Feind als »Innerem Taugenichts«, der ihnen Gedanken ans Völlern einflüstert.

Wenn Sie eine andere Bezeichnung wählen, müssen Sie gegebenenfalls auch die anderen Bezeichnungen in diesem System ein wenig anpassen. So sprechen wir bei allem, was der Vielfraß an Futter verlangt, von »Fraß« oder »Aas«. Wenn Sie aber beispielsweise von einem tollwütigen Hund sprechen, können Sie auch das Wort »Müll« verwenden.

Die irrationalen Rufe, mit denen der Vielfraß uns zum Fraß verleiten will, nennen wir »Schreie« oder auch »Geheul«. Bei der Metapher des Hundes könnten Sie auch von »Jaulen« sprechen.

Sie verstehen, worauf ich hinauswill.

Nur wählen Sie bitte keinen verniedlichenden Namen für dieses außer Kontrolle geratene Biest.

Die Bezeichnung muss sein aggressives, manipulatives, tyrannisches Wesen zum Ausdruck bringen, das nur zum Ziel hat, sich schlecht zu ernähren.

Sie müssen in der Lage sein, diesen Teil von Ihnen ohne

schlechtes Gewissen und/oder Reue zu disziplinieren und zu kontrollieren.

Noch einmal: Ich verwende in diesem Buch den Begriff »Vielfraß« durchgängig, da es der Name ist, den ich meinem nach Futter lechzenden Reptiliengehirn gegeben habe.

Warum wir unseren inneren Fressdämon disziplinieren und kontrollieren müssen, statt ihm Liebe entgegenzubringen

Verstehen Sie mich nicht falsch, ich bin eine mitfühlende Seele und glaube daran, dass wir das verletzte innere Kind in uns heilen müssen … aber eben **nicht**, indem wir uns überfressen.

Ich möchte, dass Sie sich geliebt fühlen.

Ich möchte, dass Sie sich selbst verwirklichen.

Ich möchte, dass Sie sich selbst mehr lieben.

Wenn Sie eine Umarmung brauchen, werde ich halt zum Teddybär und bin bestimmt der Erste, der Sie in den Arm nimmt.

Aber nach über 30 Jahren schmerzlicher Erfahrungen mit dem »Liebe-dich-selbst-dünn-Ansatz« – inklusive einer selbst finanzierten Studie mit Tausenden Patienten und der persönlichen Arbeit mit Hunderten Klienten – hat mich zu der felsenfesten Überzeugung gebracht, dass dies **nicht** der Weg ist, ernsthafte Probleme mit Fressattacken oder Völlerei zu überwinden.

Dafür gibt es vier Gründe. Der erste liegt in unserer Neuroanatomie.

Unser Gehirn hat sich nämlich in drei separaten Bereichen entwickelt (ich stelle das nun Folgende zur Verdeutlichung stark verkürzt dar):

- **Das Reptiliengehirn** (der Hirnstamm) ist der älteste Teil. Sieht es etwas in seiner Umgebung, fragt es sich nur drei Dinge:»Fresse ich dich, paare ich mich mit dir oder töte ich dich?« Familie, Liebe, Partnerschaft spielen **keine** Rolle, ebenso wenig wie langfristige Ziele, Spirituelles, Kunst oder Musik, nur »Fressen, Paaren, Töten«. Das ist der Bereich, der das Ruder übernimmt, wenn Sie alle guten Ernährungsvorsätze für eine kurze Schlemmerei aus dem Fenster werfen. In Bezug auf ungesundes Essen ist das Reptiliengehirn Ihr Vielfraß.
- **Das Säugergehirn** hat sich nach dem Reptiliengehirn entwickelt, um das Wohlergehen der Familie zu sichern. Im Grunde sagt es dem Reptiliengehirn:»Warte mit dem Fressen, Paaren oder Töten, bis du weißt, ob das für deine Sippe gut ist!« Hier sitzen die Gefühle, die uns mit anderen verbinden.
- **Der Neokortex oder das »logische Gehirn«** entwickelte sich zuletzt, um Reptilien- und Säugergehirn zugunsten langfristiger Ziele zu kontrollieren – Dinge wie Gewichtsverlust und Fitness, aber auch menschliche Vorstellungen wie Liebe, Identität, Spiritualität, Musik, Kunst etc.

Das Säugergehirn kann das Reptiliengehirn bremsen, und das logische Gehirn (Neokortex) kann Reptiliengehirn und Säugergehirn zügeln.

Dieser Plan der Evolution erlaubt uns, **jegliche** Impulse zu steuern. Wir sind nicht machtlos! Aber wenn Sie versuchen, sich »dünnzulieben«, »das verletzte innere Kind zu heilen« und/oder »herauszufinden, was an Ihnen nagt«, sobald Sie Gelüste verspüren, geben Sie eigentlich Abermillionen Jahre der Kontrolle auf, mit der die Evolution unseren Neokortex ausgestattet hat, damit unser Reptiliengehirn nicht die Oberhand gewinnt.

Dem Reptiliengehirn (dem Vielfraß) im Moment des Impulses mit Liebe zu begegnen verringert Ihre Fähigkeit, es zu kontrollieren.

Kultivieren Sie also Ihre Abscheu vor ihm, um diese Mikrosekunden an Vorsprung zu gewinnen, die Sie benötigen, um die richtigen Entscheidungen zu treffen.

Aber ganz abgesehen von unserer Neuroanatomie sind wir einem überwältigenden Strom sozioökonomischer Kräfte ausgesetzt, zu denen wir ebenfalls auf Distanz gehen müssen. Statt liebevoll selbstzufrieden zu sein, sollten wir die Schnauze voll haben und wütend werden!

Um dies zu erläutern, möchte ich kurz eine Reihe eindrucksvoller Studien der Wissenschaftspioniere Peter Milner und James Olds aus den späten 1950er-Jahren vorstellen. Auch wenn diese Experimente aus heutiger Sicht (oder vielleicht auch damals schon) gegen den Tierschutz verstoßen, verdeutlichen sie doch einen entscheidenden Punkt: Säugetiere vernachlässigen ihre Grundbedürfnisse komplett, wenn sie stattdessen ihr Belohnungszentrum stimulieren können.

Die Wissenschaftler implantierten Ratten Elektroden in das Belohnungszentrum des Gehirns und verbanden sie mit einem Knopf, den die Ratten drücken konnten, um sie zu aktivieren.

Das Ergebnis war dramatisch: Die Ratten betätigten den Knopf tausendfach pro Stunde, um ihr Belohnungszentrum zu stimulieren, statt zu fressen oder zu trinken (selbst wenn sie hungrig und durstig waren).

Männliche Ratten ignorierten paarungsbereite Weibchen und überquerten sogar unter Strom gesetzte Gitter im Boden und nahmen dabei erhebliche Schmerzen in Kauf, nur um diesen Knopf zu erreichen.

Weibliche Ratten ließen ihre Jungen im Stich, nur um an den Knopf zu gelangen.

Manche Ratten taten den ganzen Tag nichts anderes mehr, als den Knopf zu betätigen. Die Forscher mussten sie gewaltsam von dem Apparat lösen, um sie daran zu hindern, sich zu Tode zu hungern!

Studien beim Menschen führten zu ähnlichen Ergebnissen und zeigen uns, dass man unseren Selbsterhaltungstrieb mit künstlichen Mitteln so beeinflussen kann, dass er sich gegen uns richtet.

Dies bringt mich zum zweiten Grund, warum wir einen offensiven Ansatz benötigen, um unserem Essensproblem zu begegnen.

Meiner Meinung nach manipulieren die großen Lebensmittelkonzerne unseren Selbsterhaltungstrieb für ihren Profit. Die Ratten glaubten, ohne den Glücksknopf nicht mehr leben zu können, und vernachlässigten all ihre Grundbedürfnisse (und auch sonst alles andere). Ganz ähnlich denken auch wir Menschen in der heutigen Gesellschaft, dass wir ohne die »Glücksknöpfe«, die uns die Lebensmittelindustrie in Tüten und Päckchen liefert, nicht mehr auskommen können … und kämpfen darum, selbst wenn es unsere Gesundheit kostet.

Die Macht der Lebensmittelriesen geht vor gesunde Ernährung und hat unseren Selbsterhaltungstrieb als Geisel genommen.

Die Werbeindustrie investiert Milliarden, um uns davon zu überzeugen, dass diese Pseudo-Lebensmittel unwiderstehlich und gut für uns sind. Fernsehen, Radio und Internet überfluten uns mit über 5000 Werbebotschaften pro Jahr in Bezug auf Essen, aber fast **keine** davon wirbt für Obst und Gemüse.

Und sollten Sie glauben, Sie sind immun und Werbung »funktioniert bei Ihnen nicht«, hier ein beunruhigender Fakt: Gerade bei diesen Menschen wirkt Werbung besser, da sie sich unverwundbar fühlen! (Wenn man genauer darüber nachdenkt, ist das schon perfide.)

Das ist die dritte Macht, die Werbeindustrie.

Und dann sagt uns die Industrie rund um die Suchtbekämpfung (Macht Nr. 4), wir seien »machtlos« gegen unsere Süchte, hätten eine chronische, fortschreitende, seltsame Krankheit ohne Aussicht auf Heilung und könnten nur von einem Tag zum nächsten versuchen, Verzicht zu üben. Diese Botschaft nimmt unsere Gesellschaft bereitwillig an, und wir glauben, auf unsere Glücksknöpfe nicht verzichten zu können, selbst wenn wir es wollen!

Ich fasse zusammen:
Lebensmittelkonzerne packen so viel Stärke, Zucker, Öl, Salz, Fett, Excitotoxine und andere chemische Stimulanzien ins Essen, wie es ihnen legal erlaubt ist.

Dann verpacken sie es, sodass es gesund und unwiderstehlich erscheint.

Die Werbeindustrie sorgt dafür, dass wir daran glauben.

Die Suchtbekämpfungsindustrie sagt, wir seien machtlos.

Und wir laufen herum und glauben, wir müssten uns,

wenn die Gelüste wieder zuschlagen, nur mehr lieb haben!

Ist es da ein Wunder, dass wir eine weltweite Adipositasepidemie haben?

Aber es gibt gute Nachrichten.

Mit ein paar einfachen Techniken können Sie all dem entgegentreten. Sie müssen nur lernen, die Stimme Ihres inneren Vielfraßes und seine Schreie zu erkennen (oder Ihren tollwütigen Hund und sein Jaulen etc.) und sie völlig zu ignorieren, und dann sicherstellen, dass Sie sich ausreichend mit gesunden Nährstoffen versorgen.

Bevor Sie weiterlesen ein Wort der Warnung:
Ich spreche in diesem Buch durchgängig vom »inneren Vielfraß«: Wie man ihn fängt, in den Käfig steckt und beherrscht. Meiner Erfahrung nach entwickeln Menschen **mehr** Selbstachtung und Eigenliebe, wenn sie ihre Essgewohnheiten endlich unter Kontrolle haben und ihre Ziele erreichen. Die Vielfraß-Metapher hat sich bei mindestens der Hälfte meiner Patienten als hilfreich erwiesen.

Sollten Sie damit allerdings Probleme haben und es bereitet Ihnen innere Pein, lesen Sie bitte nicht weiter! Sonst werden Sie nur wütend, schreiben eine schlechte Rezension etc.

Sind Sie aber interessiert und offen für Neues …

… und sehen eine Chance darin, entschlossen zum Reptilienanteil Ihrer Gedankenwelt auf Abstand zu gehen …

… haben aber dennoch Probleme mit der Vielfraß-Metapher, dann verwenden Sie einfach einen anderen Begriff.

Bitte lesen Sie in diesem Fall weiter, denn meine

Methode könnte genau das sein, was Ihnen nach Jahren des Kampfes endlich hilft!

(Wenn Sie also weiterlesen, gehe ich davon aus, dass wir kein Problem haben. Ich werde mich also hier zum letzten Mal für meine Wortwahl »entschuldigen«.)

Die Schreie des Vielfraßes hören

Um den Vielfraß wirklich zu beherrschen, müssen wir seine Schreie von unserem Hunger unterscheiden lernen. Stellen Sie sich einen Ernährungsplan mit Ihren eigenen Regeln auf (zum Anfang reicht auch nur eine Regel), und halten Sie sich daran.

Der Vielfraß hasst Regeln und wird alles tun, um das, was Sie sich vornehmen, zu unterwandern. Deshalb müssen Sie auch zu 100 Prozent dazu stehen, und jede Regel, ja Ihr gesamter Ernährungsplan, muss 100 Prozent eindeutig sein. Der Vielfraß wird jede Ungenauigkeit und das Argument »Du probierst doch nur eine neue Diät aus« nutzen, um Ihre Entschlossenheit und Selbstsicherheit gnadenlos auszuhöhlen.

Stellen Sie einen eigenen Ernährungsplan auf

Das ist ein Muss. Sie müssen absolut hinter Ihrem Essensplan stehen, der nur aus Ihren eigenen Regeln besteht. Der Grund hierfür ist ganz einfach: Sobald wir älter als fünf Jahre sind, kann niemand mehr ständig hinter uns herlaufen und darauf achten, dass wir immer das Richtige essen.

Natürlich können und sollten Sie sich Rat bei Experten holen.

Lesen Sie Gesundheitsbücher, und lassen Sie sich von zuverlässigen Experten beraten. Aber wenn Sie dieses Buch lesen, haben Sie das vermutlich schon getan. Ich würde sogar fast meine linke Niere darauf verwetten – an der ich eigentlich sehr hänge –, dass Sie ziemlich genau wissen, wie eine ausgewogene, nährstoffreiche und vernünftige Ernährung aussieht.

Und sie würde auch funktionieren, wenn Sie sich nur daran halten könnten!

Vergessen wir also all den »Mama sagt, iss dein Gemüse«-Blödsinn und gehen direkt zum »Sich-daran-Halten«.

Wenn Sie sich endlich an Ihren Ernährungsplan halten wollen, muss er zu 100 Prozent **Ihr eigener Plan** sein.

Denn wessen Hände sind es denn, die den Autoschlüssel schnappen, den Motor anlassen, zum Supermarkt fahren, den Einkaufswagen vollladen, bezahlen, die Taschen in den Wagen laden, alles ins Haus tragen und einräumen, die Mahlzeiten auswählen, vorbereiten, die Gabel hineinstecken und sie dann zum Mund führen?

Ihre!

Nicht die Ihres Arztes, Ernährungsberaters, Diät-Gurus oder Therapeuten, das steht fest! Und das ist auch gut so, denn bei aller Expertise und guten Ratschlägen können diese Herrschaften Ihnen nicht den ganzen Tag hinterherlaufen, selbst wenn sie es wollten.

Der **einzige** Weg zum Erfolg besteht darin, zu 100 Prozent Verantwortung für jeden Bissen zu übernehmen, den Sie essen. Einen vorgefertigten Diätplan »auszuprobieren«

ist genau die Art von Abhängigkeit, die der Vielfraß nutzt, um wieder die Kontrolle zu übernehmen:

Der Diätplan, den der Ernährungsberater/Arzt/ Diät-Guru dir empfohlen hat, war schlecht. Du solltest mit ihm darüber sprechen. Oder vielleicht sollten wir uns etwas anderes suchen. Und in der Zwischenzeit könnten wir doch einfach lecker völlern! – *Liebe Grüße, Dein Vielfraß*

Es liegt also an Ihnen. Sie sind voll und ganz verantwortlich, zu 100 Prozent, nicht zu 99,999 Prozent. **Einhundert Prozent!** Verstanden?

Atmen Sie kurz durch, und hören Sie den unvermeidlichen Schrei des Vielfraßes:

Hey, Moment mal! Dieses Buch ist doch auch nur ein Diätbuch, oder? Dieser Glenn Livingston ist doch auch wieder nur einer, der Geld mit seinen Diätratschlägen verdienen will. Dann probier's halt 'ne Zeit lang aus. Irgendwann wirst du eh wieder schummeln, und dann kann ich mich endlich wieder vollstopfen. Warum also warten? Lass uns gleich zuschlagen. Jippie! – *Liebe Grüße, Dein Vielfraß*

In den Käfig mit dem Vielfraß!

Zu 100 Prozent hinter
dem eigenen Ernährungsplan stehen

Es mag offensichtlich erscheinen, aber …

Schreiben Sie Ihren Ernährungsplan auf. Jede einzelne Regel … und zwar den gesamten Plan, zu 100 Prozent und unmissverständlich.

Das bedeutet: Würden zehn Menschen Ihren Plan lesen und Ihnen den ganzen Tag beim Essen zusehen, würden alle gleich beurteilen, ob Sie sich daran halten oder nicht. Nicht nur neun – alle zehn.

Ernährungspläne sind aber eine sehr persönliche Sache. Dieser Test ist also nur ein Gedankenspiel, das Ihnen helfen soll zu entscheiden, ob Sie Ihre Regeln eindeutig genug formuliert haben.

Der Grund dafür ist schlicht, dass jede Ungenauigkeit, jede Zweideutigkeit dem Vielfraß in die Hände spielt. Das sind seine besten Freunde.

Zweideutigkeit ist eine gelbe Ampel, keine rote, und der Vielfraß wird im Nullkommanichts auf 100 km/h beschleunigen, um diese gelbe Ampel zu erwischen. So viel ist sicher.

Wenn Sie aber alle Details unmissverständlich niederschreiben, verwandeln Sie die vage gelbe Ampel in eine eindeutig rote, die der Vielfraß nicht überfahren kann, ohne »geblitzt« zu werden. Denn jeglichen Versuch, »so grade noch bei Gelb durchzuhuschen«, erkennen Sie als Schrei des Vielfraßes (Dick-Denkendes-Ich), den Sie sofort ignorieren können.

Sie diskutieren nicht, trösten nicht, Sie reagieren überhaupt nicht.

Sie ignorieren ihn.

Mit dem Vielfraß zu diskutieren hat **keinen Sinn**. Er

schert sich nicht um Ihr Wohlergehen. Er will nur fressen und wird jede Information, jede Aufmerksamkeit nutzen, um Sie dazu zu bringen, ihn zu füttern. Daher entziehen Sie ihm konsequent jegliche Information und Aufmerksamkeit.

Wenn Sie den Vielfraß einfach ignorieren, wird die rote Ampel ewig halten.

Warum?

Weil nur **Sie** den Fuß aufs Gas setzen und die Ampel überfahren können – egal wie laut der Vielfraß Ihnen etwas anderes einreden will.

Die einzige Gefahr ist, den Schrei des Vielfraßes nicht als solchen zu erkennen und zu glauben, der Vielfraß seien Sie. Genau deshalb bestehe ich auf einem präzise formulierten Plan.

Sie müssen sich beim Verfassen Ihres Ernährungsplans nicht nach irgendeiner Vorlage richten. Sie allein müssen damit zurechtkommen.

Es ist schließlich Ihr Plan, und es reicht, dass er hundertprozentig unmissverständlich, ausgewogen und gesund ist.

Ich werde Ihnen gleich noch ein paar einfache Richtlinien zur Erstellung Ihres Ernährungsplans geben. Zunächst aber die Warnung:

Ihr Vielfraß wird auf diesen Teil des Buches mit lauteren Schreien antworten als auf jeden anderen. Ignorieren Sie ihn, und beachten Sie vier wichtige Punkte:

1. Wir werden zwar über »Nie-Wieder«- und »Immer«-Regeln sprechen, aber sie sind **kein** zwingender Bestandteil dieses Programms. Sie können auch ohne diese Regeln einen gesunden und erfolgreichen Ernährungsplan aufstellen (Vorlagen für Ernährungspläne finden Sie beispielsweise auf meiner Webseite).

2. Ziel ist ein **maximal lockerer** Ernährungsplan, der Sie aber dennoch vor bisher problematischem Essverhalten schützt. Den können nur Sie selbst aufstellen. Es geht hier darum, Ihnen unerschütterliche Selbstsicherheit zu geben und Sie nicht in einen »Essens-Diktator« zu verwandeln.

3. Auch wenn wir erst einmal jeglichen Zweifel daran ausblenden, dass Sie sich an Ihren Ernährungsplan halten, damit wir 100 Prozent zuversichtlich »den Hügel hinaufradeln«, haben wir einen Plan, wie wir uns sanft aufbauen und schnell wieder auf Kurs kommen können, falls wir einmal einbrechen.

4. Sie müssen nicht gleich einen vollständigen Ernährungsplan aufstellen. Den meisten Menschen fällt es leichter, erst einmal **eine** Regel aufzustellen, die ihr schlimmstes Essverhalten oder ihren stärksten Food-Trigger betreffen, ohne dass es darum geht abzunehmen. Erst wenn Sie *Nie wieder Fressattacken* einige Wochen oder Monate erfolgreich getestet und wieder Mut, Begeisterung und Schwung getankt haben, stellen Sie einen vollständigen Ernährungsplan auf. (Generell passen die meisten den Ernährungsplan auch erst dann so an, dass er Abnehmziele enthält. Stoppen Sie erst Ihre Fressattacken, auch wenn Sie dabei zunehmen. Erobern Sie Kontrolle und Macht zurück. Das Abnehmen kommt später.)

Einfache Richtlinien zur Erstellung eines Ernährungsplans

Solange Ihr Ernährungsplan einfach zu merken, eindeutig, ausgewogen und gesund ist, können Sie ihn auch umsetzen. Hier ein paar hilfreiche Regeln:

- **Nie-Wieder-Regeln:** Welche Nahrungsmittel, Getränke und welches Essverhalten wollen Sie ab jetzt für immer hinter sich lassen?
- **Immer-Regeln:** Woran möchten Sie sich in Bezug auf Essen, Getränke und Essverhalten ab nun immer halten? (Ein Beispiel: »Ich esse jeden Kalendertag sechs Portionen Obst und Gemüse« oder »Ich plane abends mein Essen für den nächsten Tag, um Fallstricke im Voraus durchdenken zu können«.)
- **Unbegrenztes:** Welche Nahrungsmittel, Getränke und welches Essverhalten erlauben Sie sich **ohne** alle Einschränkungen?
- **Bedingt Erlaubtes:** Welche Nahrungsmittel, Getränke und welches Essverhalten erlauben Sie sich nur zu bestimmten Zeiten, in bestimmten Situationen und/oder unter bestimmten Bedingungen? (Hier müssen Sie sehr genau formulieren, damit eindeutig klar ist, wann die Ampel Grün und wann sie Rot zeigt. Denken Sie daran: Für den Vielfraß ist Gelb dasselbe wie Grün.)

Beim Erstellen eines Ernährungsplans gibt es viele Variablen, weshalb es teils schwerer ist, von Fressattacken loszukommen als von Drogen, Zigaretten oder Alkohol. Bei diesen kann man aufhören. Aber Nahrung kann man nicht aufgeben, man muss sich ja ernähren.

Genau diese Tatsache wird der Vielfraß versuchen auszunutzen. Ein guter Ernährungsplan verhindert das.

Sobald Sie sich mit einem kristallklaren Plan gerüstet haben, werden Sie die Handvoll Schrei-Strategien des Vielfraßes bald durchschauen, egal wie lange er Sie bereits an der Nase herumführt.

Beginnen wir mit **Nie-Wieder**.

Nie wieder ist das einfachste und eindeutigste Rot-Signal. Schon eine einzige Nie-Wieder-Regel reicht, um die Vielfraß-Schreie erkennen zu lernen, denn sie zieht eine deutliche Linie zwischen Ihrem Essen und Fraß. Mit ihr können Sie ein neues Leben beginnen.

> Okay, okay! Wenn du etwas herunterfahren willst, wie wäre es dann, wenn wir die Fressattacken erst mal tageweise aufgeben? Damit könnte ich leben. Aber bitte sag nicht »Nie wieder«! – *Liebe Grüße, Dein Vielfraß*

Nie-Regeln

»Nie wieder« ist eine Aussage, die Sie in unserer Gesellschaft in Bezug auf Essen, Alkohol, Drogen oder andere Genussmittel selten hören. Das ist schade, denn es sind einige der mächtigsten Worte, wenn es darum geht, den Vielfraß unter Kontrolle zu bringen.

Wenn Sie es nicht schaffen zu sagen, dass Sie etwas (z.B. ein bestimmtes Essverhalten) **nie wieder** tun werden, weiß der Vielfraß, dass es nur eine Frage der Zeit ist, bis er wieder die Oberhand gewinnt. Wenn Sie Fressatta-cken als Essverhalten definieren, das Ihrem Ernährungs-plan widerspricht, sollten Sie zumindest in der Lage sein zu sagen: »**Nie wieder** Fressattacken!« Daher werden wir einen umsetzbaren und akzeptablen Ernährungsplan auf-stellen und ihn dann **nie wieder** verwerfen!

Bei genauer Betrachtung ist es schon sehr seltsam, wie sehr wir uns bei etwas, das uns schon so viel Kummer be-reitet hat, sträuben, »Nie wieder« zu sagen. Bei vielen Ver-haltensweisen setzen wir einfach voraus, dass sie inakzep-tabel sind. Warum nicht einfach noch eine hinzufügen, wenn wir davon nur profitieren können?

- Wir erwarten von Mitgliedern unserer Gesellschaft, dass sie **nie** töten, vergewaltigen, stehlen etc.
- Wir erwarten von Menschen mit lebensbedrohlichen Allergien, dass sie bestimmte Substanzen ihr Leben lang meiden (wie etwa Menschen, die **auf keinen Fall** Erdnüsse essen dürfen).
- Wir erwarten von Menschen, dass sie in der Öffentlich-keit sexuellen Impulsen **nie** nachgeben.
- Dass Verheiratete nur miteinander Sex haben dürfen, ist ein entscheidender Teil unseres Eheversprechens.

Wir haben alle gelernt, dass wir bestimmte Dinge **nie-mals** tun dürfen:

- Fasse nie auf die Herdplatte.
- Spiele nie an einer Steckdose.
- Drohe nie anderen Menschen mit Gewalt.
- Fasse das Messer niemals an der Klinge an.

Und manche unserer Nie-Regeln sind so in Fleisch und Blut übergegangen, dass wir gar nicht mehr über sie nachdenken. Zum Beispiel:

- Pupse nie, wenn du mit anderen am Tisch sitzt.
- Küsse nie einfach so einen Fremden auf den Mund.
- Setze dich in der Schule nicht ans Lehrerpult.
- Zieh in der Kirche nicht Schuhe und Socken aus.
- Tritt niemandem in den Hintern.

Mit spätestens zehn Jahren haben die meisten Kinder diese Dinge verinnerlicht. Und wenn Kindern das gelingt, können Sie das auch. Eine weitere Nie-Regel aufstellen ist ein Kinderspiel, egal auf wie viel kurzfristigen Genuss wir verzichten müssen, und egal was der Vielfraß dazu sagt!

Willst du dir von diesem Kerl wirklich vorschreiben lassen, leckere Sachen nie wieder zu essen? Zeig mal etwas Rückgrat! – *Herzlichst, Dein Vielfraß*

Wichtig: Egal was Ihr Vielfraß sagt, niemand macht Ihnen Vorschriften. Genau darum geht es ja!

Bisher hat Ihr Vielfraß Ihnen seinen Willen diktiert, als wären Sie sein Sklave. Die Informationen in diesem Kapitel ermöglichen es Ihnen, unbeeinflusst durch diesen inneren Nimmersatt dauerhafte Entscheidungen zu treffen. Indem Sie eine Nie-Regel in Ihren Ernährungsplan einbauen, beginnen Sie, den Vielfraß in seine Schranken zu weisen!

Immer und **Nie** sind unzertrennliche Freunde. Immer-Regeln, die Sie aufstellen – und an die Sie sich halten –, geben Ihnen noch mehr Selbstsicherheit und helfen, den Vielfraß wegzusperren.

Ja, **immer**! Sie wissen schon ... wie in: »Jeden Tag für den Rest Ihres Lebens«.

Nehmen Sie in Ihre »Immer-Regeln« auch Dinge der allgemeinen Selbstfürsorge auf, wie jeden Morgen mit einem Glas Wasser zu beginnen, vor dem Zubettgehen zu duschen, nicht noch spät am Abend etwas zu essen, regelmäßig zu meditieren, Sport zu treiben oder frischen Gemüsesaft zu pressen.

Oder Sie essen vor dem Mittagessen immer einen Apfel ... oder Sie tun etwas **nicht** immer.

Aber egal, welche Regeln Sie hier aufstellen, bedenken Sie, dass **Nie** und **Immer** heilige Schwüre sind. Sie sind für den Vielfraß unumstößlich, egal wie sehr er es auch versuchen mag. Denn Sie erkennen sofort, was er bezweckt, wenn er nach einer Ausnahme brüllt.

Sobald Sie nämlich eine Absicht erklären, die den köstlichen Fressgelagen des Vielfraßes zuwiderläuft, wird er mit aller Macht versuchen, Sie anzugreifen. Das muss er, denn er glaubt fest, dass er ohne diese köstlichen Dinge stirbt. Aber Sie werden widerstehen, solange Sie sich klarmachen, dass seine Schreie nicht Ihre eigenen Gedanken sind.

Sagen wir beispielsweise, Sie trinken jeden Morgen nach dem Aufstehen einen halben Liter Wasser. Immer! Sobald Sie dies zur Regel erklären, wird Ihr Vielfraß vermutlich etwas sagen wie:

> Du kannst doch nicht »Immer« sagen! Woher willst du das wissen? Vielleicht vergisst du es eines Morgens. Oder du hast mal keine Lust darauf. An manchen Tagen wirst du einfach nicht die Zeit haben. Dann wirst du deinen blöden Schwur brechen. Diese albernen Regeln sind Blödsinn, da du dich eh nicht an sie halten wirst. Wir könnten doch einfach ein wenig fressen! – *Herzlichst, Dein Vielfraß*

Um zu widerstehen, müssen Sie nur den Schrei des Vielfraßes ausblenden. Lassen Sie sich auf keine Diskussion ein.

Diskussionen sind auch überflüssig, weil der Vielfraß nichts ohne Ihr Einverständnis tun kann. Könnte er das, würde er es sofort tun, ohne vorher zu fragen. Dass er überhaupt spricht, beweist, dass seine einzige Hoffnung ist, Sie zu überzeugen.

Sie müssen ihn also nur ignorieren.

Aber lassen Sie uns seine Argumente einmal durchgehen, nur um zu zeigen, wie lächerlich sie sind:

> Das mit dem »Immer« kannst du nicht wirklich meinen! Es gibt nichts, was du immer tun wirst!

Dies ist der erste Versuch des Vielfraßes, Sie hinters Licht zu führen. Er behauptet: »Es gibt **nichts**, was du immer tun wirst!« Was für eine negative, das Selbstvertrauen untergrabende Aussage.

Würden Sie Ihrem Kind jemals sagen: »Vergiss es, du wirst niemals jeden Tag daran denken, dir die Zähne zu putzen, die Schuhe zuzubinden und dich morgens alleine anzuziehen. Du kannst also gleich aufgeben und dich damit abfinden, den Rest deines Lebens ein kleines Kind zu bleiben, das von anderen abhängig ist, egal was die großen Jungs sagen«?

Natürlich nicht! Warum lassen Sie dann zu, dass der Vielfraß so mit Ihnen redet? Denn eigentlich gibt es massenweise Dinge, die wir jeden Tag **immer** wieder tun:

- Wir schalten den Wecker aus.
- Wir stehen auf.
- Wir gehen auf die Toilette.
- Wir putzen uns die Zähne usw.

Sie können jederzeit ein weiteres **Immer** hinzufügen! Probieren Sie es aus.

> Eines Morgens wirst du es vergessen. Und dann wirst du deinen blöden Schwur brechen.

Der Vielfraß will, dass Sie sich **vornehmen,** Ihren Schwur zu **vergessen.** Aber ein Schwur ist die **Vornahme,** sich zu **erinnern.** Was ist wohl konstruktiver? Was hilft wohl eher, Ihr Leben zu verbessern?

Die Antwort ist offensichtlich. Warum sollten wir uns vornehmen, etwas zu vergessen, wenn wir uns vornehmen können, an Dinge zu denken? Das tun nur Vielfraße!

Jeder Zweifel an Ihrer Fähigkeit, etwas **immer** durchzuhalten, ist zu 100 Prozent vom Wunsch des Vielfraßes geleitet, dass Sie Ihren Schwur brechen. Es schert ihn nicht, wie sehr Ihr Selbstvertrauen, Ihr Selbstwertgefühl, Ihre Gesundheit und Ihre Lieben darunter leiden. Der Vielfraß ist Anarchist und wird danach trachten, alles zu zerstören, was sich zwischen ihn und seine Völlerei stellt, koste es auch all Ihre Wünsche und Ziele. Für die hat er nur Verachtung übrig. Genau deshalb sollten wir ihm auch nur Verachtung entgegenbringen.

In Wahrheit erinnern wir uns täglich an ganz viele Dinge, die wir tun, wie etwa uns um unsere Kinder zu kümmern.

»Tut mir leid, Kleines, ich fürchte, ich werde dir heute nichts zu essen oder zu trinken geben. Und du wirst wohl auch die ganze Nacht aufbleiben müssen, weil ich bestimmt vergesse, dich ins Bett zu bringen.« So würde der Vielfraß sich um ein kleines Kind kümmern.

Wir nehmen ja auch nach der Arbeit das Auto wieder mit nach Hause und parken es auf einem Parkplatz – und nicht etwa im Vorgarten der Nachbarn, auch wenn das vielleicht einfacher wäre. Wir essen und trinken genug, um gut durch den Tag zu kommen. Und wir legen uns nachts an einem sicheren und bequemen Ort zum Schlafen nieder – und nicht etwa ohne Zelt und Schlafsack vor die Haustür.

> Diese Regeln sind einfach albern … und natürlich sind sie wertlos, da du dich eh nicht an sie halten wirst.

Merken Sie, wie der Vielfraß selbst einfachste Bemühungen um positive, gesunde Veränderungen zu unterwandern versucht? Es schert ihn nicht, ob Sie an Flüssigkeits-mangel sterben. Er muss Ihre Selbstsicherheit und Im-pulskontrolle untergraben, sonst bekommt er keinen Fraß mehr. Deswegen dürfen wir ihn niemals ernst nehmen.

> Du könntest mich jetzt auch einfach fressen las-sen!

Endlich zeigt der Vielfraß sein wahres Gesicht. Er wollte die ganze Zeit nur fressen.

Aber nehmen wir einfach einmal an, Sie würden wirk-lich mit Ihrem Plan brechen, jeden Morgen 500 ml Was-ser zu trinken. Heißt das dann automatisch, Sie sollten losziehen, mehrere Tüten Chips, eine Schachtel Berliner und pfundweise Schokoriegel kaufen und alles auf einen Rutsch verschlingen?

Natürlich nicht! Wenn Sie einmal vergessen, sich die Zähne zu putzen, müssen Sie ja auch nicht gleich zum Hammer greifen und sich alle Zähne ausschlagen. Das ist Blödsinn!

Vielfraßschreie mögen oberflächlich logisch erschei-nen, aber sie sind es nie. (Nie wie niemals – unter gar keinen Umständen!)

Der Vielfraß kann anfangs sehr überzeugend wirken, weil er eine Schwachstelle unseres Selbsterhaltungstriebs ausnutzt. Aber wenn Sie seine Schreie genau betrachten, ergeben sie nie Sinn.

Ignorieren Sie seine Schreie einfach. Hören Sie einfach nicht hin.

Unbegrenztes

Manchen Menschen hilft es, die Dinge aufzulisten, die sie in unbegrenzter Menge jederzeit zu sich nehmen können. Für andere umfasst die Kategorie »Unbegrenztes« schlicht alles, was nicht zu den nur bedingt erlaubten Dingen gehört.

Normalerweise umfasst »Unbegrenztes« all die gesunden Nahrungsmittel, die Sie gerne essen. Vielleicht erlauben Sie sich so viel Blattgemüse, Gemüse aus der Familie der Kreuzblütler, grünen Tee, Bohnen, Beeren, Mineralwasser etc., wie Ihr Herz begehrt.

Oder vielleicht fühlen Sie sich sicherer mit den Regeln für **nie** und **bedingt erlaubt** und lassen lieber nichts unbegrenzt. Das ist allein Ihre Entscheidung!

Aber egal, wie Sie Ihre Kategorie »Unbegrenztes« nutzen, denken Sie immer an den Lieblingsschwindel des Vielfraßes:

> Wir müssen einfach dieses eine Mal schummeln, sonst verhungern wir auf der Stelle! – *Herzlichst, Dein Vielfraß*

Unabhängig davon, wie Sie mit Ihrer Kategorie »Unbegrenztes« umgehen, sollten Sie Ihren Essensplan immer so gestalten, dass Sie satt werden. Denn sonst werden die Schreie des Vielfraßes immer verlockender. Sie müssen jederzeit in der Lage sein, sie einfach zu ignorieren.

Während der Evolution des Menschen gab es immer wieder Hungerperioden. Unsere Körper können recht lange Zeit ohne Nahrung auskommen. Der Mensch verhungert erst nach mehreren Wochen ohne Nahrung. Die Chance, dass Sie nach einer ausgesetzten Mahlzeit sterben, ist wohl eher zu vernachlässigen.

Außerdem gibt es **nie** einen guten Grund für Fressattacken.

Der Vielfraß sorgt sich nicht um Sie, wenn er behauptet, Sie würden verhungern, wenn Sie nicht eine Ausnahme bei Ihrem Essensplan machen. Er will Sie nicht mit Nahrung versorgen, sondern Ihren Plan zerstören, um sich vollstopfen zu können.

Sperren Sie den Vielfraß für immer in den Käfig!

Bedingt Erlaubtes

Bestimmte Lebensmittel und Getränke sollte man sich nur in bestimmten Situationen, zu bestimmten Zeiten oder unter bestimmten Umständen erlauben.

So könnten Sie sich einen Energy-Drink nur an bestimmten Tagen nach einer bestimmten Menge an Sport erlauben.

Oder Sie gönnen sich eine bestimmte Lieblingsspeise nur, wenn Sie mit Freunden essen gehen, aber nie öfter als zwei Mal pro Woche.

Vielleicht erlauben Sie sich Schokolade nur samstags.

Oder Sie essen Laugengebäck nur, wenn Sie mit Ihren Kindern zum Fußball gehen.

Bei der Kategorie »Bedingt Erlaubtes« geht es darum zu erkennen, dass bestimmte Lebensmittel und Getränke nur problematisch sind, wenn man sie unbegrenzt zulässt.

Stützen Sie sich bei den Grenzen, die Sie sich unter »Bedingt Erlaubtes« setzen, auf Ihre eigene Erfahrung. Meine Vorschläge sind nur Anregungen, sie sind keine Vorgaben.

Aber ich möchte Sie warnen: Stellen Sie unter »Bedingt Erlaubtes« keine zu komplexen Regeln auf. Sie sind schwer einzuhalten, wenn man Hunger hat, deshalb gilt: Je einfacher, desto besser!

Formulieren Sie Ihre Bedingungen so lange um, bis sie möglichst einfach sind.

Wenige und eindeutige Regeln funktionieren meist am besten.

Manchen Menschen reichen hier ein oder zwei Sätze, andere brauchen eine ganze Seite und wieder andere verzichten ganz auf »Bedingt Erlaubtes«.

Hintergrund dieser Übung ist, dass Sie überlegen, welche Nahrungsmittel und Getränke, welches Essverhalten Sie vielleicht nicht völlig aufgeben, aber einschränken sollten. Zudem kann das Niederschreiben dieser Regeln verhindern helfen, dass der Vielfraß mit einem seiner Schreie durchdringt.

Sollten Sie sich bei einem Lebensmittel, Getränk oder Essverhalten besonders schwertun, eine vernünftige Bedingung aufzustellen, ist es vermutlich besser in der Nie-Kategorie aufgehoben. (Dieser Absatz kann Ihnen Jahre schmerzhafter Kämpfe ersparen. Lesen Sie ihn daher am besten gleich noch einmal.)

So einfach ist das.

Nie, Immer, Unbegrenztes und Bedingt Erlaubtes. Vier herrlich einfache Kategorien, mit denen Sie Ihr eigenes, völlig selbstständiges Regelsystem für Ihre Essgewohnheiten aufstellen können.

Stellen Sie nun Ihren Ernährungsplan auf

Für den Anfang genügt auch schon **eine** Ernährungsregel, die Ihre schlimmsten Auslöser für Fressattacken und/oder Ihr schlimmstes Essverhalten betrifft, was bereits vielen, wenn nicht den meisten Menschen hilft. Aber vorher möchte ich Ihnen noch die lautesten Vielfraßschreie vorstellen, die wahrscheinlich ertönen, sobald Sie Ihren Plan schwarz auf weiß festgelegt haben.

Der Vielfraß hasst nämlich die Vorstellung eines eindeutigen Ernährungsplans. Er will Sie glauben machen, ein solcher Plan schränke Ihre Freiheit ein, obwohl das genaue Gegenteil der Fall ist. So wie die meisten großen Jazzmusiker erst jahrelang ihre Tonleitern üben, bevor sie ihrer Kreativität freien Lauf lassen können, so brauchen Sie Strukturen rund ums Essen, um nicht nur das Essen, sondern **alle** Freiheiten genießen zu können, die das Leben bietet.

Es geht darum, wer frei sein wird: Sie oder der Vielfraß.

Es geht nicht darum, dass Sie entweder die freie Wahl haben oder Sklave eines Ernährungsplans werden. Es geht darum, ob Sie zum Sklaven des Vielfraßes werden und von seinen Gelüsten gesteuert werden wollen oder ob Sie ihn einsperren und Ihre Fähigkeit zur freien Entscheidung nutzen wollen.

Außerdem haben Sie bereits einen Ernährungsplan, ob nun in Schriftform oder nicht! Denn ohne Entscheidungen darüber, was wir nie, immer, manchmal und nur unter bestimmten Bedingungen essen, können wir gar nicht existieren. Das Problem für die meisten Menschen ist, dass sie diese Entscheidungen unbewusst treffen.

So hören wir alle ab einem gewissen Punkt auf, uns zu überessen, auch wenn es ein ungesund später Zeitpunkt ist. Wir mögen eine ganze Pizza essen, aber nicht fünf und schon gar nicht den Pizzakarton als Nachschlag.

Wir alle haben auch unsere Lieblingsspeisen und essen sie meist in der richtigen Kombination und Menge.

Die meisten Menschen kennen auch Lebensmittel, die sie aus geschmacklichen, gesundheitlichen oder anderen Gründen meiden.

Da Sie also bereits einen Ernährungsplan haben, kann ich Ihnen nur empfehlen, ihn zu nutzen. Werden Sie sich darüber bewusst, und nutzen Sie die ganze Kraft Ihres Geistes. Schreiben Sie den verdammten Plan einfach auf!

Achtung: Seien Sie bei Ihrem Ernährungsplan nicht zu restriktiv!

Manche Menschen verwechseln die Klarheit, Eindeutigkeit und schriftliche Form der Ernährungsregeln, die ich fordere, mit strikten Einschränkungen, die dann zu Bulimie und/oder Anorexie führen könnten. Das ist absolut nicht in meinem Sinn.

Restriktive Ernährung kann auf zweierlei Art und Weise zu Problemen führen. Dies sollten Sie sich vor Augen halten, bevor Sie Ihren Ernährungsplan aufstellen.

Das Erste ist eine strikte Beschränkung der aufzunehmenden Kalorienanzahl, die dazu führt, dass Sie ständig hungrig sind. Wenn Sie aber immer Hunger haben, werden die Vielfraßschreie immer lauter und mächtiger und man bricht ein und schlägt sich den Bauch voll. Deshalb rate ich dringend davon ab, die Kalorienanzahl stark einzuschränken. Sinnvoller ist es, zunächst Regeln aufzustellen, die einfach einzuhalten sind. So kann man leichter von Fressattacken und Überessen loskommen. Wenn Sie sich Ihrer Fähigkeit zur Selbstkontrolle erst einmal sicher sind, können Sie auch »eine Diät machen«, um ein paar Kalorien einzusparen. Aber auch dabei sollten Sie mit Augenmaß vorgehen.

Zum Zweiten sind restriktive Essensregeln schädlich, wenn bei Ihnen bereits einmal eine Essstörung wie Anorexie oder Bulimie diagnostiziert wurde und/oder Sie durch restriktive Essensregeln bereits früher versucht haben, auf Essen oder wichtige Nahrungsgruppen ganz zu verzichten.

Wenn bei Ihnen also eine Essstörung diagnostiziert wurde oder Sie schon einmal versucht haben, Ihre Kalorienzufuhr drastisch und über alles gesunde Maß hinaus zu reduzieren, sollten Sie mit selbst aufgestellten Ernährungsregeln äußerst vorsichtig sein. Es bedeutet zwar nicht, dass Sie meine Methode nicht nutzen können, aber ich möchte Ihnen empfehlen, Ihre Ernährungsregeln nur mithilfe eines Arztes/Psychiaters und eines Ernährungsberaters aufzustellen, damit Sie nicht wieder in dieselbe Falle geraten.

Wenn Sie allerdings zuversichtlich sind, einen gesunden Ernährungsplan aufstellen zu können, der Ihren Körper mit allen nötigen Kalorien und Nährstoffen versorgt, und nur Angst davor haben, ihn nicht einhalten zu können, dann lesen Sie bitte weiter!

Ich habe es bewusst vermieden, einen bestimmten Ernährungsplan vorzugeben und/oder mich als Diät- oder Ernährungsexperte auszugeben, denn sobald ich Ihnen auch nur andeutungsweise Vorschriften mache, wird Ihr Vielfraß losheulen: »So was könnten wir **niemals** essen! Du kannst also gleich aufhören zu lesen.«

Ihr Vielfraß würde hieraus nämlich nur zu gern eine Diskussion über Ernährung machen, da bis heute sehr umstritten ist, was eigentlich eine ideale Ernährung ausmacht. Er weiß ja, dass er Sie mit einer Diskussion über Ernährung nur zu leicht vom eigentlichen Ziel abbringen kann, nämlich sich Ihrem eigenen, nach bestem Wissen aufgestellten Ernährungsplan voll zu verschreiben.

Aber da Sie nun die Strategie des Vielfraßes kennen, sind Sie nicht länger anfällig dafür.

Ich fasse zusammen:

Ob Sie es nun glauben oder nicht, Sie haben jetzt genügend Informationen, um Ihr Dick-Denkendes-Ich für immer zu besiegen:

- **Sie sind nicht der Vielfraß.** Er ist ein animalisches, gedankliches Hilfskonstrukt, das Ihren Selbsterhaltungstrieb auf Verhaltensweisen umlenkt, die **nicht** zu Ihrem Besten sind und Sie immer wieder von Ihren guten Vorsätzen abbringt. Leider sind wir aufgrund unserer Anatomie dazu verdammt, ein Leben lang mit seiner Gegenwart zu leben. Aber **wir haben die Wahl**, uns in unserem Selbstverständnis intellektuell und emotional von ihm zu lösen. Damit trennen wir uns auch vom Ansturm destruktiver Gelüste und irrationaler Gedanken, für die wir früher anfällig waren. Wir können aufhören, gegen unser besseres Wissen zu handeln, und unsere Wünsche und Ziele verfolgen, ohne ständig sabotiert zu werden. Wir werden den Vielfraß einsperren, völlig beherrschen und ihm nur Missachtung entgegenbringen. Viele Jahre des Leidens haben gezeigt, dass er uns beherrscht, wenn wir dies nicht tun.

- Um dies zu erreichen, müssen Sie die volle Verantwortung für Ihren selbsterstellten, unzweideutigen Ernährungsplan übernehmen. Sie können sich Anregungen bei Experten und aus Büchern holen, aber niemand – auch nicht der anerkannteste Experte – kann sicherstellen, dass Sie Ihren Plan einhalten. Daher und weil niemand Ihren Körper so gut kennt wie Sie selbst, muss auch die Verantwortung bei Ihnen liegen (kostenlose Vorlagen finden Sie auf meiner Webseite).
- Formulieren Sie Ihren Ernährungsplan unzweideutig, damit Sie ganz klar wissen, ob Sie sich daranhalten oder nicht.
- Eine Fressattacke ist schon ein Bissen, der nicht zu Ihrem Ernährungsplan gehört.
- Sie werden nie wieder Fressattacken haben.
- Vielfraßschreie (Ihr Dick-Denkendes-Ich) sind **jegliche** Gedanken, Gefühle oder Impulse, die auch nur die Möglichkeit einer weiteren Fressattacke andeuten. Da Sie (Ihr Dünn-Denkendes-Ich) nie auf die Idee käme zu völlern, es in Ihrem Kopf aber nur Sie und den Vielfraß gibt, kann alles, was auch nur im Entferntesten andeutet, Sie könnten wieder völlern, nur vom Vielfraß kommen.
- Fraß ist alles, was auch nur zu 0,00001 % von Ihrem Ernährungsplan abweicht. Fressattacke/Völlern = auch nur den winzigsten Happen Fraß in den Mund nehmen.

- Fraß ist nur etwas für den Vielfraß. Sie würden auf dem Bauernhof ja auch nicht aus dem Schweinetrog essen. Also werden Sie nie wieder Fraß anrühren.
- Wenn der Vielfraß nach seinem Fraß schreit, werden Sie ihn ab jetzt ignorieren. Fraß ist nur etwas für Vielfraße, und da Sie kein Vielfraß sind, gibt es keinen Grund, sich mit diesem Nimmersatt auf eine Diskussion einzulassen.
- Auf diese Weise können Sie den Vielfraß schlagen.

Mehr als diese Argumente benötigen Sie eigentlich nicht, um den Vielfraß zu besiegen. Aber er wird hart daran arbeiten, mit seinen Schreien dennoch durchzudringen. Lassen Sie uns also einige der verführerischsten Schreie noch einmal durchgehen. So könnte Ihr Vielfraß bereits Dinge sagen wie:

Glenn sagt, du seist schwach und verwundbar, bis du all meine Schreie kennst. Dann können wir doch noch völlern, bis du das Buch ausgelesen hast! Nimm Dir ruhig Zeit, es schmeckt ja so lecker! – *Liebe Grüße, Dein Vielfraß*

Sehen Sie? Was für ein Drecksack!

Aber ähnlich, wie man Soldaten gegen Gehirnwäsche schützen kann, indem man sie auf die Verhörtechniken vorbereitet, denen man sie in Gefangenschaft aussetzen wird, können Sie von den Erfahrungen all jener profitieren, die ihren inneren Vielfraß bereits besiegt haben.

Aus diesem Grund und da kein Vielfraßschrei je einer logischen Betrachtung standhält, werden wir die hinterhältigsten Schreie des Vielfraßes im Folgenden auflisten und verwerfen.

Ich werde Sie also schon im Voraus auf all die hinterhältigen Tricks vorbereiten, die Ihr Vielfraß versuchen wird.

Es wird Sie nicht verwundern, dass eines der ersten Argumente Ihres Vielfraßes, sobald Sie sich auf Ihren Ernährungsplan eingeschworen haben, lauten wird: »Jetzt sei nicht albern. Wie willst du all den Verlockungen widerstehen?«

2
Was tun mit den Gelüsten?

Zunächst einmal: Es sind **nicht Ihre** Gelüste, sondern die Ihres Vielfraßes! Wenn es also mal wieder so weit ist, sagen Sie einfach: »Ich werde diesen Fraß nicht wieder essen!«

Suchen Sie sich stattdessen eine bessere Verwendung für Ihre Zeit oder eine gesündere Art, Körper, Geist und Seele zu nähren.

Es mag Ihnen im Moment sehr schwerfallen zu glauben, dass das **alles** ist, was Sie brauchen, um Ihre Gelüste zu beherrschen. Aber es ist so.

Drei Schritte, um jedes Verlangen zu besiegen

1. **Aufpassen:** Selbst die kleinste Menge Fraß, die Sie sich gönnen – alles, was auch nur im Geringsten von Ihrem Ernährungsplan abweicht –, ist per Definition eine Fressattacke.
2. **Rückversichern:** Alle Gedanken, dass Sie doch wieder völlern könnten, sind Schreie Ihres inneren Fressmonsters. Deshalb sind es nicht Ihre Gelüste, sondern die des Vielfraßes. **Alle** Gelüste sind Vielfraßschreie.

3. **Wiederholen:** Sagen Sie also leise, aber stolz zu sich selbst[1]: »Ich werde nie wieder Fraß zu mir nehmen!« (Manche Leute fügen gerne hinzu: »Und ich werde mich bis zu meinem Tod fest an meinen Plan halten.«) Das ist alles.

Es gibt aber auch die Kurzfassung:

»Das ist Schweinefraß und ich werde **niemals** Schweinefraß essen!«

Sie können sich das auch ausdrucken und in die Tasche stecken. Moment … hören Sie das? Ihr Vielfraß ist gerade ganz aufgeregt:

> Glenn sagt, du musst diese drei Schritte bei dir tragen, um nie wieder zu völlern. Wenn du sie also mal vergisst, was auf jeden Fall passieren wird, können wir fressen, bis du dich wieder daran erinnerst. Lecker! – *Liebe Grüße, Dein Vielfraß*

Was für ein Drecksack!

Sie werden nie wieder Schweinefraß essen!

Per Definition ist jedes Gelüst nur das Verlangen nach Fraß – ohne Ausnahme. Ignorieren Sie es einfach.

Es geht sogar noch einfacher: Das Einzige, was Sie tun müssen, um nicht zu völlern, ist »nicht völlern«! Wahnsinn, oder? Es gibt aber auch Menschen, denen es hilft, den Zettel mit den drei Schritten bei sich zu tragen.

Andere Menschen erzählen mir wiederum, dass sie mir durchaus zustimmen, aber die Gelüste kaum zu ertragen sind. Sie verstehen einfach nicht, dass der Vielfraß sie von einer weiteren blöden Annahme überzeugt hat, nämlich dass man es immer bequem haben muss und dass Völlern der **einzige** Weg ist, Unbehagen zu lindern.

Leider müssen wir alle unseren Körper mit unserem Vielfraß teilen. Wenn er also Gelüste hat, fühlen wir uns unwohl – wenn wir nicht rechtzeitig vorgebaut haben und manchmal leider auch dann.

Ich werde Ihnen gleich verraten, wie Sie den *größten Teil* dieses Unbehagens loswerden, aber zuvor noch eine wichtige Anmerkung:

Sie können sich auch an Ihren Ernährungsplan halten, ohne sich jemals unwohl zu fühlen!

Der Vielfraß ist ein außer Kontrolle geratener Überlebenstrieb, deshalb glaubt er, ohne Annehmlichkeiten sterben zu müssen. Deshalb tut er alles, damit Sie ihn füttern. Aber Komfort ist keine Notwendigkeit, er ist nur recht angenehm. Bevor Ihr Vielfraß aufgibt, muss er lernen, dass Sie **jedes** Unwohlsein aushalten können, ohne zu völlern.

Natürlich ist sich unwohl fühlen um des Unwohlfühlens willen reiner Masochismus, also sorgen wir natürlich dafür, dass wir es uns gut gehen lassen. Aber wenn Sie Ihren Ernährungsplan in Ehren halten wollen, wird es auch unbequeme Zeiten geben. Das ist einfach so. Unser Vielfraß muss wissen, dass wir diese Zeiten **niemals** zum Anlass für Fressattacken nehmen werden.

Unternehmen wir ein kleines Gedankenexperiment um Ihre angeborene Fähigkeit, Unbequemlichkeiten ohne

Frustfraß auszuhalten. Stellen Sie sich zunächst einen Fraß vor, den Ihr Vielfraß wahnsinnig gern essen würde.

Denken Sie als Nächstes an jemanden, den Sie lieben, vielleicht ein Kind, den Ehepartner, ein Geschwister, ein Elternteil oder ein Haustier (wenn es zurzeit so jemanden in Ihrem Leben nicht gibt, denken Sie an ein Idol oder einen Promi, den Sie sehr schätzen).

Denken Sie wirklich fest an diesen besonderen Menschen **und** an etwas, das Ihr Vielfraß mit aller Macht begehrt. Diese Übung braucht nur wenig Zeit, aber Sie werden sie nie wieder vergessen. Sie kann Ihre Fähigkeit, mit Ihren Gelüsten umzugehen, ganz erheblich stärken, erlauben Sie Ihrem Vielfraß also nicht, Sie von dieser Übung abzuhalten. Okay?

Okay!

Stellen Sie sich jetzt vor, wie ein übler Diktator die Person Ihrer Wahl verfolgt und Sie vor eine fiese Wahl stellt: Er wird diese Person weiter ohne Unterlass beobachten, sie aber niemals ansprechen, beeinflussen oder ihr schaden – vorausgesetzt, Sie halten sich bis zu Ihrem letzten Atemzug von dem Fraß aus dem ersten Schritt fern.

Sollten Sie jemals schwach werden – egal wie weit in der Zukunft und egal in welchem Umfang oder unter welchen Umständen –, wird der böse Diktator die geliebte Person für den Rest ihres Lebens einkerkern. Sie werden immer wissen, dass diese eine Verlockung, der Sie nicht widerstehen konnten, für dieses Unglück verantwortlich ist.

Vergessen Sie nicht: Dieser Diktator hat die ganze Macht seines Landes zur Verfügung, es kann ihn also niemand stoppen. Sie können die geliebte Person nur schützen, indem Sie sich **auf ewig und absolut** von jedem noch so kleinen Bissen Lieblingsfraß Ihres Vielfraßes fernhalten, als wäre es pures Gift.

Was würden Sie tun?

Eigentlich ganz einfach, oder?

Wenn es für Sie wichtig genug ist, nehmen Sie jede Unbequemlichkeit in Kauf, egal wie stark das Verlangen Ihres Vielfraßes ist.

Da kann dieser Nimmersatt noch so laut nach seinem Fraß schreien, ich bin mir sicher, dass Sie in dieser Situation Ihr Wort halten werden.

Das muss Ihr Vielfraß wissen! Er muss einsehen, dass Sie jede Unannehmlichkeit ertragen, ohne jemals wieder zu völlern. Das heißt nicht, dass Sie sich schlecht fühlen müssen, aber wenn es so ist, ist es eben so.

Nachdem wir jetzt geklärt haben, dass Komfort wünschenswert, aber nicht notwendig ist, können wir darüber nachdenken, wie wir es uns angenehmer machen können, während wir den Vielfraß einsperren.

Dazu müssen wir wissen, dass sich der Vielfraß einen sehr realen Selbsterhaltungstrieb schnappt und gegen uns verwendet. Für uns Menschen wird die Suche nach Nahrung in drei Situationen zur Priorität: 1. wenn Nährstoffe knapp werden, 2. wenn uns kalt wird und 3. wenn unser Blutzuckerspiegel zu stark absinkt. Manchmal verwechseln wir auch Flüssigkeitsmangel mit Hunger. Daraus folgt:

Sie können das mit Gelüsten zusammenhängende Unbehagen verringern, indem Sie für Wärme und ausreichend Flüssigkeit sorgen und regelmäßig gesund essen.

Die meisten Menschen können auf diese Weise die körperlichen Auswirkungen der Gelüste nahezu komplett ausschalten.

Und noch eine bedeutende Sache hilft gegen das unvernünftige Verlangen: Akzeptieren Sie den Unterschied zwischen dem Ausschalten eines Verlangens und dem Hochgefühl, das die auf Lustgewinn getrimmten Leckereien der modernen Lebensmittelindustrie erzeugen, indem sie das Belohnungszentrum des Gehirns überstimulieren. Ihr Vielfraß will vom Essen high werden, aber Sie wollen **nur** das Verlangen ausschalten, um ein normales Leben zu führen.

Vielleicht ist Ihnen neu, dass man sich mit Essen berauschen kann. Das würde mich nicht überraschen, denn unsere Kultur befördert und bestärkt dieses Verhalten und erkennt es nicht als das, was es wirklich ist.

Die Industrie ist aus Gründen der Gewinnmaximierung beständig auf der Suche nach Dingen, die unsere entwicklungsgeschichtlichen »Schalter« bedienen: Speisen mit hohem Kaloriengehalt und starkem Suchtpotenzial. Leider ist das so lukrativ, dass es wahrscheinlich immer schlimmer werden wird, und es ist sehr schwer, eine solch riesige Geldmaschine zu stoppen.

Das ist Ihnen vermutlich nicht neu.

Was den meisten aber nicht bewusst ist, ist der Grund, **warum** unser Wirtschaftssystem dieses Handeln überhaupt unterstützt.

Wenn wir eine erwachsenere Einstellung zum Essen finden und die Schreie des Vielfraßes weniger reizvoll machen wollen, müssen wir verstehen, wie sich diese Mechanismen entwickelt haben. Wissen ist Macht.

Geschichte der Völlerei

Die Grundlagen unserer Gesellschaft haben es einst erfordert, Lebensmittel auf diese unnatürliche Art zu verarbeiten. Wollte man große Armeen über weite Strecken entsenden, war es ein Problem, die Soldaten auf dem Marsch mit nahrhaftem Essen zu versorgen. Als unsere Gesellschaft immer arbeitsteiliger wurde, war es erforderlich, dass sich Arbeiter den ganzen Tag auf eine einzige Aufgabe konzentrieren konnten, ohne ihre Nahrung jagen und sammeln zu müssen.

So wurden extrem dichte, transportfähige Kalorienlieferanten zu einem entscheidenden Teil des Alltagslebens. Das Überleben und die Ökonomie ganzer Länder hingen von dieser Art von Speisen ab und sie sind tief in unserer Kultur verankert – auch wenn es heute wesentlich bessere Alternativen gibt.

Dazu kommt, dass die Verbreitung von Krankheiten vor der Entwicklung der modernen Medizin dünne Menschen stärker bedrohte als dicke. Die meisten Gesellschaften können Hungersnöte erst seit relativ kurzer Zeit eindämmen oder ganz verhindern.

Dies sind nur einige der stärkeren Argumente, warum Nahrungsmittelverschwendung in unserer Gesellschaft als moralisch verwerflich gilt. Vor nur wenigen Jahrhunderten galt das Dicksein in Europa ebenso als Statussymbol wie der »Luxus« weißen Mehls und weißen Zuckers!

Dank dieser Kräfte – und natürlich der geradezu lächerlich starken Verführungskraft der extrem zucker-, salz- und fetthaltigen Lebensmittel – haben wir Kochgewohnheiten und gesellschaftliche Normen entwickelt, die für eine anhaltende Nachfrage sorgen. Jeder, der sich abweichend ernährt, galt als Gefahr für die Gesellschaft und musste entweder zur Räson gebracht oder ausgestoßen werden!

Zudem sah das »zur Räson bringen« früher ganz anders aus, als wir heute glauben. Heute ist von der Norm abweichendes Verhalten allgemein akzeptiert und wird zu einem gewissen Grad sogar gefördert. Aber in der Vergangenheit war Individualismus eine echte Bedrohung, weil sie das Überleben des ganzen Stammes gefährdete. Während wir uns heute vielleicht wie ausgestoßen **fühlen**, wenn wir uns anders ernähren als die anderen, wurde man damals mit großer Wahrscheinlichkeit getötet. Es gab zu jeder Zeit nur eine begrenzte Menge eines bestimmten Lebensmittels, also aß man es, wenn alle es aßen, oder man verhungerte schlicht und ergreifend.

Auch wenn die Lage heute dank gesünderer Ernährungsweisen ein wenig besser ist, gibt es immer noch eine gesellschaftlich stark verankerte Neigung zur Völlerei, die von der Agrarindustrie mit ihren Abwehrstrategien und Genmanipulationen gefördert wird, von Profiten der Pharmaindustrie ganz zu schweigen, die viel Geld mit den daraus resultierenden Krankheiten verdient.

So wurden unsere Vielfraße durch (1) die starke Belohnung extrem hoch verarbeiteter Nahrung (das »Kalorien-Hoch«), (2) sehr starke soziale und familiäre Akzeptanz der Schwelgerei, (3) Traditionen und Feiertage, die den Genuss dieser Speisen fordern, (4) uneingestandene kulturelle Vorbehalte gegen Enthaltsamkeit und (5) die unausgesprochene Drohung des Ausschlusses aus der Gesellschaft bestärkt.

Kurz gesagt, unsere Gesellschaft will, dass Sie sich an Essen berauschen. Ihr Umfeld steht meist aufseiten Ihres Vielfraßes. Um den zu besiegen, müssen

Sie sich dieser Situation stellen (dann wird der Rest ganz einfach!).

Die Situation Esssüchtiger ist heute ganz anders als die von Menschen, die von anderen Substanzen abhängen. Gibt ein Süchtiger der Sucht nach, handelt er bewusst gegen gesellschaftliche Normen und Druck. Hört er auf, folgt er wieder diesen kulturellen Normen und reintegriert sich relativ leicht in die Gesellschaft.

Beim Essen ist das genau andersherum.

Unsere Gesellschaft unterstützt Esssüchtige sogar darin, sich schlecht zu ernähren. Um gesund zu werden, müssen Sie bewusst **gegen** sozialen Druck und Normierung handeln. Um diese Sucht zu überwinden, müssen Sie mehr Unwohlsein und weitere Konflikte in Kauf nehmen. Sie finden weniger geeignete Restaurants und weniger Märkte zum Einkaufen. Verwandte und Freunde drängen Sie, so zu essen wie sie usw. usw.

Zum Glück gibt es eine wachsende Gruppe gesunder Esser, die sich nicht mehr an Essen berauschen wollen. Sie können Ihren Vielfraß ungeachtet des sozialen Drucks beherrschen, solange Sie wissen, was um Sie herum vorgeht.

Sie können und werden auch lernen, die Vielfraßschreie zu erkennen, die durch die Vielfraße anderer und der Lebensmittelindustrie als Ganzes angeregt werden, selbst wenn sonst niemand das anerkennt. Jeder große Fortschritt beginnt damit, dass ein Mensch bereit ist, sich gegen die Masse zu stellen, und dieses Buch gibt Ihnen alle dazu notwendigen Werkzeuge an die Hand.

Es würde tatsächlich auch keine Rolle spielen, wenn Sie der einzige Mensch auf der Welt wären, der sich gesund ernähren will. Solange Sie sich des sozialen Dilemmas bewusst sind, sind Sie auf der sicheren Seite. Sie müssen

nur die Stimmen von Industrie und Kultur als Vielfraßschreie erkennen lernen und daran denken, dass Sie niemals wieder Fraß essen wollten, egal was irgendwer sagt!

Nicht vergessen: Der Vielfraß will sich nur berauschen,
und er wird jeden gesellschaftlichen Hebel nutzen, um
das zu erreichen. Er glaubt felsenfest, dass Sie sterben,
wenn Sie nicht auf der Stelle völlern!

Da täuscht er sich gewaltig.

Wenn Sie sich an Ihren Ernährungsplan halten und
Ihren Körper ernähren, werden Sie **nicht** sterben, aber Sie
werden halt auch nicht mehr von Essen high.

Sie töten einfach das Verlangen und machen mit Ihrem
Leben weiter.

Das wird Sie **nicht** beglücken.

Sie werden das Leben so erleben, wie es von Tag zu Tag
sein soll, ohne sich an Essen zu berauschen.

Sie haben die totale Kontrolle.

Nur so erreichen Sie Ihr Ziel.

Ihr Verlangen zu töten, ist, wie ein Feuer im Garten zu
löschen, bevor das Haus niederbrennt. Sich an Essen zu
berauschen, ist, wie Benzin auf das Feuer zu gießen und
die Dämpfe einzuatmen.

Wenn Sie das Verlangen töten, bleiben ein paar sorgfältig eingedämmte rauchende Aschehäufchen übrig, die
schließlich von selbst verlöschen. Atmen Sie aber die
Dämpfe ein, erleben Sie eine kurzlebige Euphorie und
stehen anschließend vor einem noch größeren Problem.

Eine andere hilfreiche Analogie ist Zufriedenheit (das
Töten des Verlangens) gegen Manie (der Kalorienrausch).
Zufriedenheit ist ein angenehmer Zustand. Das ist nichts,
womit man unbedingt angeben möchte. Zufriedenheit
ist ein stabiler, immer wieder erlebbarer Zustand, der

nachhaltiges Selbstvertrauen und ein rationales und verantwortliches Wohlgefühl schafft.

Die Manie auf der anderen Seite ist inhärent instabil. Der Vielfraß weiß, dass der Rausch irgendwann abklingt, und schreit deshalb danach, ihn durch Völlerei »nur noch ein bisschen« länger anhalten zu lassen.

Die Manie ist ein instabiles, flüchtiges Lustgefühl, das zunehmend schwerer zu erreichen ist. Wie bei einer Droge braucht der Vielfraß immer und immer mehr Fraß, um das gleiche Hochgefühl zu erzielen. Das ist das, was Süchtige »den Drachen jagen« nennen, und diese Dosiseskalation zerstört mit zunehmender Dauer Selbstvertrauen, Gesundheit und Wohlbefinden.

Wie sollen Sie also mit Ihren Gelüsten fertigwerden?

Sperren Sie den Vielfraß ein, und lassen Sie ihn nie wieder raus!

Ihr Vielfraß hat Gelüste, nicht Sie. Und Sie werden **nie wieder** Fraß essen.

Seien Sie bereit, jede Mühe auf sich zu nehmen, um Ihren heiligen Schwur zu halten, aber dafür müssen Sie es warm haben, essen und trinken.

Töten Sie das Verlangen, berauschen Sie sich nicht an Essen.

So einfach ist das.

Craving Defeater Wallet Card und MP3

Bevor wir weitermachen, laden Sie sich bitte die Craving Defeater Wallet Card und das MP3 von meiner Webseite herunter [nur in englischer Sprache verfügbar; Anm. d. Red.]. In Kombination sind sie eine starke Waffe gegen den Vielfraß, wenn er Sie wieder mit seinen Gelüsten belästigt.

3
Was ist, wenn
Sie doch völlern?

Sobald Sie zum ersten Mal einen Fehler machen, wird sich Ihr Vielfraß wahrscheinlich melden:

> Du hast geschummelt! Geschummelt! Geschummelt! Siehst du? Dein Ernährungsplan ist wertlos! Zum Teufel mit diesem Blödsinn von wegen »Nie wieder Fressattacken«. Du wirst dir was anderes suchen müssen, um mich zu kontrollieren. Du hast es vermasselt, also darf ich ab jetzt ungehindert völlern! HURRA! LASS UNS REINHAUEN! – *Dein Vielfraß*

Dieser Schrei richtet mehr Schaden an als jeder andere, denn er lässt einen kleinen Fehltritt in eine ausgewachsene Fressorgie ausarten und untergräbt massiv Ihren Glauben an Ihre Fähigkeit, sich zu beherrschen.

Dieser Schrei ist verantwortlich für die Haltung »Egal, jetzt hast du es schon vermasselt, dann mach halt morgen weiter«. Es ist kurz gesagt der »Scheiß drauf!«-Schrei.

Diesen »Scheiß drauf!«-Schrei ignorieren zu lernen ist ohne Zweifel der größte Vorzug der *Nie wieder Fressattacken*-Methode.

Glücklicherweise ist dieser Schrei wie alle Vielfraßschreie leicht zu entkräften, wenn Sie ihn erst durchschauen. Da unsere Kultur diese Denkweise aber fördert, kann das etwas schwerer sein.

Sie haben bestimmt schon sogenannte Experten »Fortschritt statt Perfektion« propagieren hören. Sie zitieren sogar Studien, die angeblich belegen, dass Perfektionismus unweigerlich zum Exzess führt.

Das klingt überzeugend und mag in manchem Zusammenhang auch hilfreich sein, aber es ist nur die **halbe** Wahrheit. Denn auf unsere Situation angewandt wird hier vernachlässigt, dass wir **vor** und **nach** einem Ernährungsfehler unterschiedliche Herangehensweisen benötigen. So wie wir nicht auf Wasser gehen oder auf dem Trockenen schwimmen können, müssen wir vor und nach dem Völlern anders reagieren (denken Sie daran, Völlern ist jeder Bissen, der nicht zu Ihrem Ernährungsplan gehört):

- **Vor einer Fressattacke:** Ihr Ernährungsplan ist zu 100 Prozent perfekt und endgültig. Sie werden **nie wieder** fehltreten. Sie werden **nie wieder** völlern!
- **Nach einer Fressattacke:** Irren ist menschlich. Bisher haben Sie Ihre Regeln nur »getestet«. Das ist jetzt vorbei, und nun geht es ans Eingemachte. Überlegen Sie, was nicht funktioniert hat, und passen Sie Ihren Ernährungsplan falls nötig an. **Dann** erklären Sie ihn für perfekt und endgültig. Vielleicht war es notwendig, den alten Plan zu verwerfen (oder Sie haben schlicht einen Vielfraßschrei nicht gehört). Aber jetzt sind Sie ein anderer Mensch und für den neuen Ernährungsplan bereit. Sie werden **nie wieder** völlern.

Der Vielfraß möchte, dass Sie diese beiden Situationen verwechseln und Ihren Ernährungsplan als unsinnig verwerfen. Warum? Natürlich damit er wieder völlern kann!

Ich hoffe, Sie erkennen das Muster. Der Nimmersatt will nur **eins**, nämlich fressen. Es gibt also **keinen** Grund, ihm zuzuhören, weder vor noch während noch nach einem Ausrutscher.

Die »Verwirre und herrsche«-Strategie des Vielfraßes ist einfach ausgehebelt, wenn Sie sie durchschauen.

Warum Perfektion das beste Mittel ist

Ein heiliger Schwur auf Ihren Ernährungsplan ist wie ein Ehegelübde. Aber können Sie sich eine Hochzeit mit folgendem Ehegelübde vorstellen?

»Ich verspreche dir, treu zu sein … bis ich irgendwann schwach werde. Ich verspreche, mein Bestes zu geben, aber niemand ist perfekt und es gibt nun mal sehr viele attraktive Menschen. Ich bin mir zu 80 % sicher, dass ich dir treu sein kann, aber wer das zu 100 % verspricht, ist ein Lügner. Mehr als ein ›Ich versuch's‹ kann niemand versprechen, denn woher will man wissen, mit wem man nächstes Jahr oder in zehn Jahren schläft? Ich bin nur ehrlich und du möchtest doch, dass ich ehrlich zu dir bin, oder?«

Das ist ein Ehegelübde, wie es der Vielfraß ablegen würde! Eine solche Art von Ehegelübde würden Sie von Ihrem Partner niemals akzeptieren, warum also sollten Sie es für Ihre eigenen Gelübde akzeptieren? Ihr Vielfraß liebt Ungewissheit, nicht Sie. Er wird jede auch noch so winzige Unsicherheit ausnutzen und Ihre heiligsten Schwüre in der Luft zerreißen.

Ein weiteres Gedankenspiel: Nachdem Ihr Partner gemerkt hat, dass Sie sich mit einem solchen Gelübde nicht zufriedengeben, hat er seine Zuversicht, Ihnen ein Leben lang treu sein zu können, von 80 % auf 90 % erhöht. Würden Sie ihn nun heiraten?

Wie wäre es mit 95 %?

99 %?

Das klingt alles nicht wirklich romantisch, oder?

Sie würden nur ein 100 %iges Ehegelübde akzeptieren, denn das Wesen völliger Hingabe ist die Perfektion, das Absolute … abseits aller menschlichen Fehlbarkeit.

Das Wesen völliger Hingabe ist die Perfektion.

Wenn Sie auch nur die geringste Möglichkeit einkalkulieren, dass Sie je wieder völlern könnten, wird aus Ihrem »Ja, ich will« ein »Vielleicht, mal sehen«, was aber nichts mit einem Gelübde gemein hat. »Ich glaube, ich kann das« ist die falsche Einstellung. »Ich weiß, ich kann das« ist die einzig mögliche Einstellung, die zur Impulskontrolle geeignet ist, denn Ihr Vielfraß wird »Ich versuch's mal« nutzen, um Ihren Ernährungsplan von Grund auf zu zerstören.

Alles, was die 100 % Treue zu Ihrem Ernährungsplan unterwandert, ist nur der Plan des Vielfraßes. Sie müssen Ihren Ernährungsplan also für 100 % perfekt erklären, um sich ihm voll und ganz zu verschreiben.

Vor einer Fressattacke führt die Denkweise »Fortschritt statt Perfektion« nur dazu, dass Sie sich hoffnungslos den Impulsen des Vielfraßes unterwerfen. Denn das würde bedeuten, dass es praktisch unmöglich ist, Ihre Gelüste zu beherrschen.

»Fortschritt statt Perfektion« heißt, dass irgendwann ein Drang so unbesiegbar wird, dass er Sie zum Völlern zwingt. Es ist nur eine Frage der Zeit.

Tatsächlich sind Gelüste und Verlangen ein natürlicher Teil unseres Lebens. Wir können ihnen nicht entgehen, aber wenn wir einmal unsere festen Grenzen gezogen haben, müssen wir sie nicht mehr fürchten!

Es gibt zwar tatsächlich wissenschaftliche Belege dafür, dass Perfektionismus zum Exzess führt, aber was dabei fehlt, ist ein Zusammenhang. Perfektionismus ist nur dann ein Weg in den Exzess, wenn Sie dem Vielfraß erlauben, Sie nach einem Fehltritt für schwach und machtlos zu erklären.

> Entweder bist du perfekt oder du bist ein Nichts. Du kannst deine Essgewohnheiten entweder perfekt kontrollieren oder gar nicht. Du hast einen Fehler gemacht, also bist du nicht perfekt. Du bist völlig außer Kontrolle und ich darf mich in eine ausgewachsene Fressattacke stürzen. Hurra! – *Dein Vielfraß*

Nach einer Fressattacke mag Perfektionismus also tatsächlich zum Exzess führen. Nutzen wir ihn aber, um uns voll und ganz unserem Ernährungsplan zu verschreiben, ist das Gegenteil wahr. Dann ist Perfektionismus der richtige Ansatz, um unser Essverhalten dauerhaft unter Kontrolle zu bringen. Ich wage sogar die Behauptung, dass er in diesem Zusammenhang der **einzig** richtige Ansatz ist.

Nach einer Fressattacke spielt er allerdings dem Vielfraß in die Hände, statt Ihnen zu dienen.

Um also nie wieder zu völlern und uns unserem Ziel fest zu verschreiben, müssen wir jede Unsicherheit eindeutig als Vielfraßschrei identifizieren. Per Definition sind ja Gedanken, Gefühle und Impulse, die andeuten, wir könnten jemals wieder völlern, Schreie des inneren Fressmonsters.

Jeder Zweifel ist ein Vielfraßschrei

Aber was ist, wenn Sie völlern? Merken Sie, wie aufgeregt der Vielfraß wird, nur weil ich dies überhaupt schreibe?

Siehst du, Glenn weiß, dass wir wieder völlern werden, sonst müsste er diesen Abschnitt ja nicht schreiben. Was bin ich glücklich! Lass uns einfach losfressen. Los, komm! Mach schon. – *Dein Vielfraß*

Was ist also, wenn Sie tatsächlich einmal völlern?

Ganz einfach: Überlegen Sie sich, wie es dazu gekommen ist, korrigieren Sie Ihr Verhalten, und haben Sie ab nun **nie wieder Fressattacken**.

Warum? Weil der Vielfraß in den Käfig gesperrt gehört. Ende, Schluss, Basta, Feierabend!

Auch wenn diese Vorgabe wunderbar einfach ist, wünschen sich viele Menschen etwas mehr Anleitung, um nach einem Fehler wieder auf Kurs zu kommen. Wie können wir also eine Fressattacke mental verarbeiten?

Seien Sie sich darüber im Klaren, dass Ihr Vielfraß jeglichen Fehler zu einer riesigen Verfehlung aufblasen wird. Aber so wie die Monster der Kindheit mit dem Tageslicht verschwinden, versteckt sich auch der Vielfraß lieber im Dunkeln. Er weiß, dass Sie ihn bei Licht betrachtet durchschauen. Daher wird er versuchen, Sie davon abzuhalten, Ihren Fehler genauer zu analysieren. Er hofft, dass Ihre Denkfehler und/oder problematische Regeln so nicht auffallen.

Kurz gesagt wird der Vielfraß alles daransetzen, dass Sie Ihren Fehler nicht erkennen, und Ihre Energie stattdessen auf die nächste Fressattacke lenken wollen.

Da wir die Absicht des Vielfraßes aber kennen, müssen wir uns zunächst wieder vor Augen führen, wie ernst Ihnen das Gelübde ist, sich an Ihren Ernährungsplan zu halten. Sie haben sich schließlich Ihr Wort gegeben, sich voll und ganz Ihrem Ernährungsplan zu verschreiben. Und was sind wir, wenn unser Wort nichts mehr gilt? Wenn Sie also einen Fehler gemacht haben, müssen Sie ihn ernst nehmen und genau überlegen, was schiefgelaufen ist.

Andererseits ist es eine sehr komplexe Aufgabe, ein perfektes Regelwerk für einen Einzelnen aufzustellen, ähnlich komplex wie die Gesetze, die das gesellschaftliche Zusammenleben regeln.

Gut funktionierende Rechtssysteme besitzen immer einen Mechanismus zur Selbstkorrektur. So wurde beispielsweise die Verfassung der USA als Grundlage aller Gesetze des Landes konzipiert. Die Verfasser waren sich aber ihrer potenziellen Fehlbarkeit bewusst und haben Mechanismen eingebaut, anhand derer sie sich anpassen lässt.

Die Anpassung der Verfassung kann aber nicht impulsiv geschehen. Sie erfordert einen langen Prozess von Gesetzesentwürfen, Abstimmungen und der Ratifikation. Dieser Prozess stellt sicher, dass die Folgen einer Änderung ernsthaft überdacht werden, und macht es für eine größenwahnsinnige Einzelperson (oder Gruppe) schwer, die Macht an sich zu reißen und alles Gute zunichtezumachen.

Daher sollten Sie nach einer Fressattacke als Allererstes überlegen, was passiert ist. Gehen Sie Ihren Ernährungsplan durch, und überprüfen Sie bei jeder Regel, ob Sie wirklich in Ihrem besten Interesse ist.

Spiegelt Ihr Ernährungsplan immer noch Ihre Vorstellung eines perfekten, gesunden Lebensstils wider oder muss er vielleicht doch angepasst werden?

Meistens kommt es aber einfach deshalb zu Fressattacken, weil wir einen Vielfraßschrei nicht erkennen, und nicht weil es ein Problem mit unserem Ernährungsplan gibt. Der Vielfraß ist mit ein paar zermürbenden Worten durchgedrungen. Sie haben sie für Ihre eigenen Gedanken gehalten und sich danach gerichtet.

Dies nenne ich eine »einfache Vielfraß-Attacke« und sie erfordert **keine** Anpassung des Plans. Haben Sie eine solche Vielfraß-Attacke, sperren Sie ihn einfach wieder ein und verschreiben sich wieder voll und ganz Ihrem Ernährungsplan.

Genau das meine ich, wenn ich sage, dass der Entschluss »Nie wieder Fressattacken« der beste Weg zum langfristigen Erfolg ist. Denken Sie daran: Ihr Vielfraß wird fürchterlich schreien, da er nicht in den Käfig zurückwill, der ihn von seinem Fraß fernhält. Achten Sie auf Schreie wie:

»Du kannst mich nicht für immer einsperren. Dazu bist

du zu schwach. Ich bin dir gerade entwischt, also werde ich es wieder schaffen. Vielleicht kann ich dich jetzt nicht besiegen, aber es ist nur eine Frage der Zeit, wann wir wieder fressen. Hurra!« – So reagiert Ihr Vielfraß, wenn Sie sich nach einem Ausrutscher erneut schwören: »Nie wieder Fressattacken!«

Dies ist reinstes Vielfraß-Gezeter ohne jeglichen konstruktiven Wert. Der Vielfraß schert sich nicht um Ihr Wohlergehen. Er will nur fressen! Warum also sollten Sie ihn jemals ernst nehmen?

Ignorieren Sie ihn einfach. Lassen Sie sich auf keine Diskussion ein.

Ungeachtet des eben Gesagten hilft es vielen Menschen, eine rationale Antwort auf die wirren Argumente des Vielfraßes zu haben, um zu lernen, wie sie ihn einsperren können. Gehen wir sie also einmal durch:

- »Du bist zu schwach.« Sich immer wieder um eine gesunde Ernährung zu bemühen ist ein Zeichen von Stärke, nicht von Schwäche. Auch wenn Sie immer wieder hingefallen, also gescheitert sind, zeugt es von Ihrer Beharrlichkeit, dass Sie auch immer wieder aufgestanden sind. Ein schwacher Mensch hätte längst aufgegeben. Ein starker Mensch ist entschlossen, den Vielfraß einzusperren. Ihr wiederholter Schwur, das zu schaffen, zeigt Ihre Stärke. So betrachtet ist es einfach lächerlich, dass der Vielfraß gerade Ihren wiederholten Schwur gegen Sie verwenden will!
- »Ich bin dir gerade entwischt, also werde ich es wieder schaffen.« Höchst selten gelingt Gefangenen zwei Mal die Flucht, es sei denn, ein Wärter lässt willentlich die Tür auf.

- »Vielleicht kann ich dich jetzt nicht besiegen, aber es ist nur eine Frage der Zeit, wann wir wieder fressen.« Da Sie die volle Kontrolle haben, was Sie einkaufen, öffnen, aus der Packung nehmen, in den Mund stecken, kauen und schlucken, werden Sie **immer** zu 100 Prozent fähig sein, den Vielfraß einzusperren. Machen Sie sich keine Gedanken um »später«, denn was zählt, ist immer nur die Gegenwart.

Genau so können Sie jede »einfache« Vielfraß-Attacke überstehen. Aber was ist, wenn Sie das Gefühl haben, Ihr Ernährungsplan sei fehlerhaft?

Vielleicht haben Sie (nicht der Vielfraß) das Gefühl, irrtümlicherweise einen zu restriktiven Plan aufgestellt zu haben, bei dem Sie hungrig bleiben und nicht alle nötigen Nährstoffe erhalten.

Wenn das der Fall ist, müssen Sie Ihren Ernährungsplan anpassen. Aber bevor Sie dies tun, geben Sie sich (a) etwas Zeit, bis Ihr Körper den Fraß wieder losgeworden ist – denn voller Fraß ist es schwer, die Schreie des Vielfraßes zu erkennen –, und speichern Sie (b) eine datierte Kopie Ihres Ernährungsplans, bevor Sie irgendwelche Änderungen vornehmen. Nehmen Sie sich (c) genügend Zeit, Ihre Gedanken zu Änderungen auf Papier festzuhalten. Überlegen Sie (d), ob vielleicht eine frühere Version Ihres Ernährungsplans besser war. Häufig schleichen sich Fehler ein, weil der Vielfraß Sie davon überzeugt, einen perfekten Plan zu verwerfen. In diesem Fall kehren Sie einfach zu Ihrem alten Plan zurück. Da Sie ja alle alten Versionen mit Datum speichern, ist das ganz einfach.

Bedenken Sie bei der Durchsicht Ihres Ernährungsplans Folgendes: Wenn Ihnen ein Lebensmittel oder

Getränk aus der Kategorie »Bedingt Erlaubtes« immer wieder Probleme bereitet, sollten Sie es vermutlich in die Kategorie »Nie« verschieben. Fast alle Menschen kennen Dinge, die ihnen so gut schmecken, dass sie sich kaum zügeln können. Aber oftmals fällt es Menschen, die Jahre, ja teils Jahrzehnte Probleme hatten, sich bei einem bestimmten Genuss zu zügeln, erstaunlich leicht, für immer darauf zu verzichten. Es fällt ihnen auf jeden Fall wesentlich leichter, als jahrelang nach der »Zauberregel« zu suchen, die ihnen Verzicht und Genuss gleichzeitig ermöglicht.

»Nie« kann deutlich einfacher einzuhalten sein als »manchmal«!

Und zu guter Letzt achten Sie darauf, dass Sie sich darüber im Klaren sind, dass Ihre bisherigen Regeln so lange Bestand haben, bis Sie sie überarbeitet und einen neuen Regelsatz beschlossen haben. Denn der Vielfraß sehnt sich nach Anarchie, die er für eine Fressattacke nutzen kann. Daher dürfen Sie niemals eine Zeit der »Gesetzlosigkeit« zulassen, auch nicht für den Bruchteil einer Sekunde.

Und immer daran denken: Sie haben einen Fehler gemacht, Sie hatten keine Gehirnoperation, die Sie Ihrer Fähigkeit zu gesunden Ernährungsentscheidungen oder Ihrer Kontrolle über Hände, Arme, Beine, Mund und Zunge beraubt hätte. Niemand hat Sie mit einem seltsamen Fluch belegt, der verhindert, dass Sie sich gesund ernähren. Sie sind nicht von Außerirdischen entführt worden, die Ihnen etwas implantiert hätten, das Sie Schweinefraß essen lässt. Egal welche Regeln Sie neu einführen, es ist zu jeder Zeit zu 100 Prozent Ihre Entscheidung, was Sie essen! Und ganz zum Schluss:

Vergessen Sie nicht, sich nach der ernsthaften Analyse der Fehlerursache selbst zu vergeben und sich erneut aus ganzem Herzen zu versprechen, Ihren neue Ernährungsplan für immer zu 100 Prozent einzuhalten.

Irren ist menschlich. Bisher haben Sie Ihre Regeln nur »getestet«. Damit ist es nun vorbei, und jetzt geht es ans Eingemachte. Sie haben überlegt, was nicht funktioniert hat, und Ihren Ernährungsplan angepasst.
Sie werden nie wieder Fressattacken haben!

Alles, was Sie tun müssen, um nie wieder zu völlern, ist, nie wieder zu völlern.

Lesen Sie den letzten Satz am besten mehrfach, denn Ihrem Vielfraß wäre es nur zu recht, wenn dem nicht so wäre – ganz besonders direkt nach einer Fressattacke.
Ab in den Käfig mit dem Vielfraß!

Im nächsten Kapitel werden wir ein schwieriges Paradoxon angehen und lösen: Ihr Ernährungsplan ist perfekt, er muss aber gleichzeitig auch veränderbar bleiben (nur so können Sie aus Ihrer Erfahrung lernen und neue Erkenntnisse einfließen lassen).

Rettungsanker nach einer Fressattacke –
Das Rettungs-Set

Hier ein seltsamer Gedanke: Da Sie nie wieder Fressattacken haben werden, werden Sie diese Hilfsmittel nicht benötigen. Ihr Vielfraß findet es toll, dass sie existieren, denn sie lassen die Möglichkeit offen, dass Sie ihn füttern könnten. Soll er in seinem Käfig doch in diesem Glauben schwelgen! Alles, was Sie tun müssen, um nie wieder zu völlern, ist, nie wieder zu völlern. Das ist tiefsinnig, oder?

Da es aber schwierig sein kann, die beiden verschiedenen Denkweisen vor und nach einer Fressattacke zu beherrschen, finden viele Menschen diese speziellen Hilfsmittel bzw. Rettungsanker sehr hilfreich. Daher habe ich ein Rettungs-Set mit Arbeitsheft und dazugehörigem MP3 für Ihr Handy vorbereitet [nur in englischer Sprache verfügbar; Anm. d. Red.], das Ihnen Schritt für Schritt hilft, sich wieder auf Ihren Ernährungsplan einzuschwören und Ihre Selbstsicherheit nach der Fressattacke wiederherzustellen.

4
Ist schon ein einziger verbotener Bissen eine Fressattacke?

Ich bekomme viel Widerspruch, wenn ich schon einen Schritt, der vom Ernährungsplan abweicht, als Fressattacke bezeichne. Dieser Anspruch sei unmöglich einzuhalten und ich schickte die Menschen in eine Fressattacke, wenn sie sich einmal nicht daranhalten würden.

Dem widerspreche ich mit Nachdruck.

Diese Argumentation geht nämlich von der Annahme aus, man **müsse** eine ausgewachsene Fressorgie veranstalten, sobald man seinen Fehler bemerkt …

… wo doch die intelligentere Reaktion wäre, an diesem Punkt den Gedanken »Jetzt haben wir schon den Fehler gemacht, dann können wir uns den Rest des Tages ja auch gleich ganz der Völlerei hingeben« als einen lauten Schrei des Vielfraßes zu erkennen …

… den Vielfraß einfach wieder einzusperren und ganz normal weiterzumachen.

Egal, was vor fünf Sekunden, fünf Minuten, fünf Monaten oder fünf Jahren passiert ist!

Wie ich schon weiter oben schrieb, gibt es keinen Grund, sich die Zähne mit einem Hammer auszuschlagen, bloß weil man sich einen Zahn abgebrochen hat.

Es gibt keinen Grund für den Bogenschützen, alle seine Pfeile ins Gebüsch zu schießen, bloß weil er einmal das Ziel verfehlt hat.

Und es gibt keinen Grund, die heiße Herdplatte mehrfach anzufassen, bloß weil man sich einmal die Finger verbrannt hat!

Nutzen Sie immer den Augenblick, um gesund zu leben, und alles ist gut.

Ohne die Regel »Keinen Schritt vom Plan abweichen« wird Ihr Ziel schnell schwammig.

Wenn Sie dann nicht mehr genau wissen, was eigentlich das Ziel ist, wie wollen Sie es dann treffen?

Meine Kritiker möchten, dass ich Ihnen rate, einfach mal so in die generelle Richtung zu zielen … aber das macht es viel wahrscheinlicher, dass Sie danebentreffen, als wenn Sie das Ziel kristallklar sehen können.

Warum nicht klare Grenzen um das Schwarze ziehen, damit Sie all Ihre Energie – und Ihr ganzes Sein – darauf konzentrieren können, es zu treffen?

Wenn Sie es dann verfehlen, analysieren Sie und richten sich neu aus. Wenn Sie das immer wieder tun, **müssen** Sie einfach besser treffen.

Das geht aber nicht, wenn Sie von Anfang an vom Zielen abgehalten werden. Das tut das Denken vom »schwammigen Ziel« (»Fortschritt statt Perfektion« und »Richtlinien statt Regeln«) uns an:

Es hält uns davon ab, **präzise** in die richtige Richtung zu zielen!

Ich weiß ja nicht, wie es Ihnen geht, aber wenn das Spiel von Anfang an gegen mich gezinkt ist, bleibe ich lieber einfach sitzen und hau mir mit einem Pfannenwender vor den Kopf.

Vergiss den Quatsch …

Ich werde **nicht** in der nächsten Zeit mit tiefen Platzwunden am Kopf in der Notaufnahme auflaufen.

Ich werde **mein** persönliches Essensziel anpeilen.

Und ich werde **genau** wissen, wo es ist.

Wenn ich es vergeige, ziele ich halt wieder.

Das ist nämlich der **einzige** Weg, den ich kenne, alle Zweifel und Unsicherheiten aus meinem Kopf zu verbannen und mich auf das Ziel zu konzentrieren.

Mein Vielfraß hasst diesen Plan.

Genau das gibt **mir** enormes Selbstvertrauen.

Wenn einer von uns schon leiden muss, dann bin das ganz gewiss nicht ich!

Ein kleiner Fehlschritt **ist** bereits eine Fressattacke.

Aber in dem Moment, in dem Sie das bemerken, hören Sie sofort auf und kehren zum Plan zurück. »Lass uns jetzt mal reinhauen« ist pures Vielfraßgeschrei.

Und überhaupt … wenn Sie diesen einen Bissen gar nicht erst nehmen, ist diese ganze Diskussion hinfällig.

Es gibt allerdings einen guten Grund, zwischen kleinen Fehltritten und Fressorgien zu differenzieren, wenn Sie Ihren Fortschritt analysieren. Auch wenn Sie am Ende nie wieder völlern werden, ist es für die meisten Menschen völlig normal, immer wieder zu stolpern und sich zu fangen.

Vor diesem Hintergrund ist es gut, zurückblicken und sagen zu können: »Ich mache Fehler lieber früher und richte dadurch weniger Schaden an.« Das Erste, was den meisten auffällt, ist das Verschwinden der Fressorgien.

Von mir aus können Sie also ruhig zwischen einem kleinen Fehltritt und einer ausgewachsenen Fressorgie mit Tausenden Kalorien und einem Fest für den Vielfraß unterscheiden.

Aber was immer Sie auch tun, verwischen Sie nie die

Linie zwischen Einhalten und Nichteinhalten des Ernährungsplans, weil genau das ein Schlupfloch für Ihren
Vielfraß ist. Wenn Ihr Ernährungsplan sich als zu restrik-
tiv erweist, ändern Sie ihn!

5
Änderungen am Ernährungsplan

Die Idee, Ihren Ernährungsplan zu ändern, birgt ein großes Paradoxon. Wenn wir eine Erfolgschance haben wollen, müssen wir uns auf der einen Seite hundertprozentig auf den Plan einschwören, den wir am Anfang aufgestellt haben. Andernfalls wird der Vielfraß jede noch so kleine Lücke zu einem riesigen Schlupfloch aufreißen.

Auf der anderen Seite beruht der gesamte Vorgang auf Ausprobieren und Lernen. Wir müssen neue Erfahrungen in unseren Plan integrieren und aus unseren Fehlern lernen können. Die besten Ernährungspläne entwickeln sich mit der Zeit, deshalb müssen wir anpassungsfähig bleiben.

So machte mich beispielsweise mein Arzt vor einigen Wochen auf eine Reihe von Studien aufmerksam, die darauf hinweisen, dass Obst in Verbindung mit fetthaltigen Speisen schneller verstoffwechselt wird und nicht langsamer, wie bisher angenommen. Das bedeutet, dass die Regel »Obst nur mit Nüssen und Samen« – was meine glykämische Belastung eigentlich niedrig halten sollte – tatsächlich kontraproduktiv ist. Es ergibt keinen Sinn mehr, im Licht dieser neuen Erkenntnis an dieser Regel festzuhalten, die ich bisher absolut beachtet habe.

Die Lebensmittelindustrie investiert Millionen in die Entwicklung billiger, superverführerischer Speisen (und in ansprechende Verpackungen), und so weigern sich viele Menschen, bestimmte Arten von Fraß in den Schweinetrog zu packen statt auf ihren Teller. Ihr Vielfraß bettelt sie an, seinen Fraß bei den bedingt erlaubten Speisen auf dem Plan zu belassen, und verspricht endlose Regelvarianten, an die er sich »dieses Mal« halten will, wenn wir ihm nur noch eine Chance gäben.

Wir sind so programmiert, dass wir unsere Ernährung so angenehm wie möglich gestalten wollen, und weil ein guter Ernährungsplan ebenfalls angenehm sein sollte, durchläuft er mehrere Anpassungen, um die Wünsche des Vielfraßes nach schädlichen Genüssen von unseren natürlichen, gesunden Wünschen zu trennen.

Sie dürfen Ihren Ernährungsplan nach rationaler Abwägung jederzeit ändern, aber Ihr Vielfraß darf das nie wieder tun!

Wenn wir gute Gründe dafür haben, müssen wir unseren Ernährungsplan anpassen, auch wenn wir uns nach jeder Änderung fest vornehmen, ihn **nie wieder** zu ändern. Da der Vielfraß aber alles in seiner Macht Stehende tun wird, uns davon zu überzeugen, dass Völlern absolut vernünftig ist, müssen wir einen einfachen Schutzmechanismus gegen seine Schreie einbauen. Stellen Sie sich also immer diese Fragen, bevor Sie Ihren Ernährungsplan ändern:

- Haben Sie eine Kopie Ihres aktuellen Plans so abgelegt, dass Sie leicht drankommen, falls Sie zu ihm zurückkehren wollen? Der Vielfraß braucht Anarchie, um völlern zu können. »Das Gesetz« für den Fall eines notwendigen Rückgriffs zu schützen ist etwas, was Menschen tun, aber keine Vielfraße.

- Haben Sie sich die Zeit genommen, Ihre Änderungen auf dem Papier zu »durchdenken«? Ihr Vielfraß wird darauf bestehen, dass die Änderungen, die er sich wünscht, extrem wichtig sind, weil er weiß, dass Sie zu seinen Ungunsten entscheiden, wenn Sie zu genau über seine Vorschläge nachdenken. Für Menschen sind Gesetzesänderungen bedeutungsvolle Vorgänge, die reflektiert und analysiert werden müssen. Vielfraße brauchen schnelle Änderungen und unmittelbaren Genuss. Menschen nutzen ihren Intellekt, um klügere und gesündere Entscheidungen zu treffen.

- Gehen Sie bei Ihrer Veränderung gezielt vor? Ernährungspläne entwickeln sich über die Zeit langsam und gezielt (wie das Gesetz), aber Vielfraße sind für unscharf formulierte Veränderungen, die meist umfassend und impulsiv sind.

- Können Sie den Grund für die Änderung präzise ausformulieren (nicht die Änderung selbst, sondern den Grund dafür)? Hinter einem unscharf artikulierten Änderungswunsch steckt wahrscheinlich ein Vielfraß. Dessen Hauptargument lautet »Weil es gut schmeckt und guttut«. Das ist so primitiv und durchsichtig, dass es der Vielfraß lieber nicht ausformuliert haben möchte. Fragen Sie sich also selbst, ob die beabsichtigte Änderung tatsächlich Ihre Ernährung und Ihr Wohlbefinden verbessern wird. Schreiben Sie detailliert auf, warum Sie das glauben, und analysieren Sie dieses Argument sorgfältig, um sicherzustellen, dass hier nicht Ihr Vielfraß spricht.

- Ist eine Änderung überhaupt notwendig? Der häufigste Grund für eine Fressattacke ist ein Vielfraßangriff (ein unerkannter Vielfraßschrei) und nicht etwa ein Problem mit dem Plan. Die mit einer Fressattacke einhergehenden Emotionen und körperlichen Beschwerden lassen es aber so aussehen, als ob etwas komplett falsch ist und sofort geändert werden muss. Wäre es eventuell besser, sich ab jetzt wieder hundertprozentig an den existierenden Plan zu halten?

- Wenn der Wunsch nach Veränderung durch eine Fressattacke ausgelöst wurde, ist genügend Zeit verstrichen, in der sich Ihr Körper von der Auswirkung des Fraßes befreien konnte? Das kann einige Tage dauern. Vorher können Sie Ihren biologischen Hungermechanismen nicht vertrauen, weil sie vorübergehend vom Vielfraß korrumpiert wurden. Achten Sie besonders nach einer Fressattacke darauf, **intellektuell nachvollziehbare** Entscheidungen zu treffen.
- Selbst wenn der Änderungswunsch nicht durch eine Fressattacke ausgelöst wurde, haben Sie sich wenigstens einige Tage Zeit gelassen, um das oben Gesagte zu überdenken?

Wenn Sie alle diese Fragen positiv beantworten können, ist es fast sicher, dass **Sie** die Änderung vornehmen und nicht Ihr Vielfraß, und Sie können mit vollem Selbstvertrauen weitermachen.

Änderungen am Essensplan sind vollkommen in Ordnung, solange Sie sie aus einem guten Grund vornehmen und nicht unter dem Einfluss Ihres Vielfraßes. Auch wenn hier ein Widerspruch lauert, müssen wir flexibel und anpassungsfähig bleiben, während wir lernen.

Nutzen Sie diese Kontrollfragen, um sicherzustellen, dass **Sie** die Änderungen vornehmen und nicht Ihr Vielfraß!

6
Die Zeitfalle

Unsere Kultur setzt bei der Bekämpfung von Süchten gern auf Zeitpläne. So wie Alkoholiker die Zeit seit ihrem letzten Drink messen sollen, könnten Menschen mit Essproblemen versucht sein, die Zeit seit ihrer letzten Fressattacke nachzuhalten.

Es gibt bestimmt gute Gründe, die Enthaltsamkeit während der ersten 90 Tage zu dokumentieren, um neue Gewohnheiten zu etablieren, aber es ist meiner Meinung nach keine gute Idee, das vor den Augen der Öffentlichkeit zu tun. Und zwar aus folgenden Gründen:

Öffentlich die Tage, Monate und Jahre zu verkünden, die seit der letzten Fressattacke vergangen sind, ist, als würde man verlautbaren, wie lange man sich schon an Recht und Gesetz hält. Es ist aber schlicht Teil unserer gesellschaftlichen Vereinbarung, dass man sich an Gesetze hält – dafür gibt es keinen Orden!

Stellen Sie sich beispielsweise vor, jemand würde verkünden: »Ich bin schon drei Wochen nicht bei Rot über die Ampel gefahren!« oder »Es ist schon eine Woche her, dass ich eine Bank überfallen habe!« Merken Sie, wie lächerlich das ist?

Auf diese Weise die Zeit nachzuhalten ist aber nicht nur albern, sondern tatsächlich gefährlich, denn es signalisiert dem Vielfraß, dass Sie unsicher und zwiegespalten sind. Noch verheerender ist aber, dass es Sie öffentlich auf Ihr Essproblem reduziert, statt Sie als Mensch mit Wünschen, Fähigkeiten und Träumen zu zeigen.

> So wie es keinen Grund gibt, öffentlich zu verkünden, wie lang es her ist, dass Sie bei Rot über die Ampel gefahren sind, gibt es keinen Grund zu verkünden, wann Ihre letzte Fressattacke war.

Für das Einhalten von Gesetzen gibt es keine Orden oder öffentliche Anerkennung. Es ist schlicht die Gegenleistung, die wir als Bürger für unsere Rechte und Privilegien, allen voran unsere Freiheit, erbringen.

Es bietet aber dem Vielfraß die Gelegenheit, Ihr gesamtes Sozialleben nur auf Fraß auszurichten. Er hofft, dass Sie sich blamieren (und dann eine Fressattacke haben, damit Sie sich »besser fühlen«), sobald Ihnen ein Fehler unterläuft.

Es stärkt zudem den Eindruck, als wäre Ihre Fähigkeit, ohne Fressattacken auszukommen, davon abhängig, was andere von Ihnen denken. Sie streben aber ein davon unabhängiges Vertrauen in Ihre Fähigkeit an, den Vielfraß ein für alle Mal zu beherrschen.

Zudem signalisiert das Nachhalten der Zeit über die 90 Tage hinaus Ihrem Vielfraß, dass Sie früher oder später »unter der Last all dieser Tage« zusammenbrechen werden. Es ist aber im Gegenteil so, dass Sie Gewohnheiten, die Sie erst einmal etabliert haben, völlig problemlos ein Leben lang durchhalten können. Machen Sie Ihrem Vielfraß also unmissverständlich klar: »Dies ist ein Gelübde fürs Leben und du wirst nie wieder völlern!« Alles andere ist, als könnte er die Tage bis zu seinem nächsten möglichen Ausbruch zählen.

Eine solche Aussicht verdient der Vielfraß nicht.

Er hatte all die Jahre, in denen Sie auf ihn gehört haben, Zeit, sich als wertvolles Mitglied der Gesellschaft zu bewähren. Er hat seine Privilegien nur genutzt, um Ihre Pläne, Ziele und Träume zu torpedieren.

Sperren Sie ihn, seine schädlichen Gelüste und unbefriedigenden Belohnungen auf ewig in den Käfig!

Sie brauchen keine Medaille vom Bürgermeister, dass Sie keine rote Ampel überfahren haben. Und Sie brauchen keine Uhr als Orden dafür, dass Sie nicht mehr fressen.

Ihr Vielfraß mag Ihr Leben nach dieser letzten Fressattacke definieren, aber Ihr Ernährungsplan ist nun einfach Teil Ihrer Bürgerpflicht, Teil Ihres objektiveren, ausgewogeneren und respektvollen Bildes von sich selbst. Sie benötigen dafür weder Ehrungen noch Applaus. Wenn Sie die Anerkennung anderer für die Einhaltung Ihres Plans für Ihr Selbstwertgefühl brauchen, spielt das nur dem Vielfraß in die Hände, da er dann nach einem Fehler sagen kann:

> Jetzt hast du einen Fehler gemacht und wirst all die Anerkennung der anderen verlieren, für die du so hart gearbeitet hast. Aber egal. Was passiert ist, ist passiert. Du hast dich lächerlich gemacht, aber wir können ja immer noch völlern! Lass uns völlern, völlern, völlern! Du musst morgen eh von vorn anfangen, also kannst du mich auch mal eben freilassen. Hurra! – *Liebe Grüße, Dein Vielfraß*

Das ist der Grund, warum es nur Sie und keinen anderen etwas angeht, seit wann Sie sich an Ihren Ernährungsplan halten. Sie haben sich für immer entschieden, ein gesetzestreuer, nicht völlernder Bürger zu sein.

Lassen Sie mich diesen Punkt mit einem weiteren Gedankenspiel untermauern: Sie fahren aus Versehen bei Rot über die Ampel. Bedeutet das, dass Sie nun auch jede andere rote Ampel überfahren dürfen? Natürlich nicht!

Das Gesetz erwartet, dass Sie an jeder roten Ampel anhalten, egal was Sie an der letzten getan haben. Sie sind nicht durch eine seltsame »Rotlicht-Überfahr-Krankheit« von der Pflicht entbunden, die Verkehrsregeln einzuhalten. **Ein Fehltritt Ihrerseits setzt nicht die Regeln außer Kraft.**

Ihr Ernährungsplan bleibt jederzeit und für immer Gesetz, egal was passiert.

Gesetz ist Gesetz, damit wird Ihr Vielfraß sich für immer abfinden müssen.

Über die ersten 90 Tage hinaus die Zeit nachzuhalten ist ein Vielfraßspiel, um jeden winzigen Fehler in eine ausgewachsene Fressorgie ausarten zu lassen.

Aber wenn Sie die Zeit nicht als Beweis für Ihre Fähigkeit nutzen können, nie mehr zu völlern, wie gehen Sie dann mit Unsicherheit um?

Ihr Ernährungsplan ist heilig, also müssen Sie jede Unsicherheit in Bezug auf ihn so ernst nehmen, als sei von Ihnen verlangt, das Gesetz zu brechen. Macht der Vielfraß Sie also unsicher, was Ihre Fähigkeit angeht, den **Plan für immer** einzuhalten, setzen Sie alles daran, seinen Schrei zu erkennen, und stellen Sie Ihr Vertrauen in sich selbst wieder her.

Die einzigen Gründe
für Angst vor Völlerei

1. **Den Vielfraßschrei für die eigenen Gedanken halten**
Fragen Sie sich zur Kontrolle einfach:»Was könnte der Vielfraß mich glauben machen wollen, um zu völlern? Was könnte er sagen?« Immunisieren Sie sich, indem Sie konkret einen Schrei formulieren. Wenn es hilft, schreiben Sie ihn in ein Schrei-Tagebuch. Bei genauer Betrachtung ist der Vielfraß **immer** machtlos.
2. **Grauzonen, die der Vielfraß in Ihren Plan eingeschmuggelt hat**
Sollte dies der Fall sein, überarbeiten Sie den Ernährungsplan wie im vorherigen Kapitel beschrieben.

Angst vor dem Völlern ist nur ein getarnter Plan des Vielfraßes. Ab in den Käfig mit diesem Nimmersatt, für immer!

Die wichtige Frage ist: Sind Sie von Ihrem Ernährungsplan hundertprozentig überzeugt? Und noch wichtiger: Sind Sie hundertprozentig sicher, dass Sie ihn für immer einhalten werden? Wenn nicht, müssen Sie entweder die Vielfraßschreie erkennen und ignorieren oder Ihren Ernährungsplan vorsichtig anpassen (siehe das vorherige Kapitel). Eine andere Möglichkeit **gibt es nicht!**

Es gibt aber auch Menschen, die meinen, sie müssten mit der Einführung des Ernährungsplans warten, bis sie sich wirklich hundertprozentig sicher fühlen. Sie verwechseln aber die Gefühle des Vielfraßes mit ihren eigenen.

Sie müssen nicht zu 100 Prozent sicher sein. Sie müssen nur intellektuell überzeugt sein, dass Sie Ihren Ernährungsplan nach bestem Wissen und Gewissen erstellt haben. Schließlich waren Sie zuversichtlich genug, ihn niederzuschreiben. Dann haben Sie sich für hundertprozentig sicher und erklären alle anderen Gedanken und Gefühle zu Vielfraßschreien, die Sie ignorieren können – und legen einfach los!

Genau das meine ich, wenn ich sage, *Nie wieder Fressattacken* ist ein »Gedankentrick«. Es ist eine Denkweise, die den Unterschied zwischen Ihrem Dünn-Denkenden-Ich und Ihrem Dick-Denkenden-Ich verdeutlicht, damit Sie die Vielfraßschreie hören können.

Es ist ein Spiel, mit dem wir uns von **jeglicher** Möglichkeit des Versagens ablenken, damit wir unsere Energie komplett zum Erreichen unseres Ziels nutzen können.

Aber um endlich mit Ihrer Angst vor Zweifel und Versagen abzuschließen, möchte ich Ihnen eine neue Sichtweise auf Verzicht ermöglichen. Der Vielfraß der meisten Menschen behauptet, sie könnten das Gefühl, Verzicht zu üben, nicht ewig durchhalten. Dahinter steckt eigentlich viel mehr, als man auf den ersten Blick denkt …

7
Die Verzichtfalle

Du kannst einfach nicht »Nie wieder völlern«. Du wirst dich wie auf Entzug fühlen und schließlich doch aufgeben und mich füttern. Warum also warten? Fressen wir! – *Liebe Grüße, Dein Vielfraß*

Du bist sehr traurig. Komm, wir holen uns ein Trostessen und völlern ein bisschen zusammen, danach wird es dir sooooo viel besser gehen! – *Liebe Grüße, Dein Vielfraß*

Es gibt tatsächlich zwei Arten von Verzicht: 1) den Verzicht auf Dinge, indem man sie **nicht** hat, und 2) den Verzicht auf Dinge, **obwohl** man sie hat (soweit ich weiß, hat Geneen Roth zuerst auf das Erste hingewiesen).

Menschen wählen nur ausgesprochen selten zwischen diesen beiden Alternativen. Die meisten ziehen die zweite noch nicht einmal in Betracht.

Nehmen wir zur Verdeutlichung den Vorsatz, nie wieder Donuts zu essen (ich sage **nicht**, dass Sie diese Regel übernehmen sollen!). Wenn Sie beschließen, nie wieder Donuts zu essen, versagen Sie sich Geschmack, Konsistenz und Mundgefühl eines Donuts für den Rest Ihres Lebens.

Sie werden diesen Genuss nie wieder empfinden. Für den Donut-liebenden Vielfraß ist das schlimmer als der Tod.

Wenn Sie sich aber entschließen, weiterhin Donuts zu essen, versagen Sie sich alles, was damit zusammenhängt, nie wieder Donuts zu essen, einschließlich (a) der Chance, Ihren Traumkörper zu erlangen (oder ihm zumindest nahe zu kommen), (b) der »Leichtigkeit des Seins« ohne Übergewicht, (c) der Energie einer regelmäßigen gesunden Ernährung, (d) des Wissens, wie es sich anfühlt, einen stabilen Blutzuckerspiegel zu haben und ohne Unterzuckerung leben zu können, (e) des Selbstvertrauens zu wissen, dass Sie **nie wieder** Donuts essen werden, und (f) der Jahre im Alter, die eigentlich schmerzfrei und voller Spaß sein sollten, aber stattdessen Unbeweglichkeit, Schlaganfälle, Herzinfarkte und Ähnliches bringen.

Ihrem Vielfraß wäre es am liebsten, wenn Sie sich auf die kurzfristigen Auswirkungen des Verzichts konzentrierten, weil er fest daran glaubt, dass Schweinefraß das einzig Lebenswerte am Leben sei. Aber die Liste der Dinge, die wir uns selbst vorenthalten, indem wir ein Essverhalten durchhalten, ist oft viel länger und viel unangenehmer!

Um aus dieser Erkenntnis Nutzen zu ziehen, müssen Sie nur zwei Alternativen miteinander vergleichen: Was enthalten Sie sich selbst vor, indem Sie sich eine bestimmte Speise (oder ein Verhalten) gönnen und sie nicht direkt in den Abfall verbannen?

Geben wir doch Ihrem Vielfraß einen Vorsprung, indem wir ihm den Vortritt lassen. Denken Sie an eine Leckerei, auf die Sie eventuell in Zukunft verzichten wollen. Lassen Sie Ihren Vielfraß eine lange Liste der Dinge aufstellen, derer Sie sich in diesem Fall berauben würden.

Merken Sie, wie er sich windet? Es gibt nämlich nur zwei Argumente, mit denen er in dieser Situation aufwarten kann: Geschmack und Bequemlichkeit. Er wird Ihnen natürlich erzählen, Sie enthielten sich das Leben selbst vor und dass Sie ohne seinen Lieblingsfraß binnen Stunden verhungerten.

Ihr Vielfraß weiß sich entlarvt, deshalb ist sein bestes Argument »Es schmeckt doch so gut« oder »Du musst nur zufassen und genießen«.

Ihren Vielfraß gruselt es schon beim Gedanken an diese Übung, weil er weiß, dass er im Vergleich zu Ihrer Seite der Gleichung nur schwache Argumente hat.

Sperren Sie ihn ein ... schreiben Sie Ihre Liste!

Lassen Sie das Fressmonster ruhig quengeln, dass Sie sich so beraubt fühlen werden, wenn Sie seinen Fraß auf Ihrem Plan unter »Nie wieder« auflisten.

Während Sie schreiben, sollte deutlich werden, dass der Vielfraß nur von sich selbst spricht. Er ist es, der leiden wird, nicht Sie.

Dann schreiben Sie alles auf, was **Ihnen** genommen wird, indem Sie den Schweinefraß auf Ihren Plan setzen.

Eine durchdachte, gut informierte Entscheidung zwischen den beiden Arten von Verzicht fällt immer zu Ihren Gunsten aus, egal wie die jeweilige Essensregel aussieht. Schreiben Sie also nur die Fakten nieder und entscheiden Sie sich.

Ich erinnere mich noch an den Tag, als mir klar wurde, was ich mir alles nahm, indem ich in einer bestimmten Situation weiter Schweinefraß zu mir nahm. Ich liebe die Natur und bin in den letzten zwölf Jahren mehrmals für jeweils einen Monat zum Wandern in den White Mountain National Forest in New Hampshire gefahren.

Mein Vielfraß hat dabei immer besonders genossen, dass ich ihn füttern konnte, ohne zuzunehmen. Ich kletterte wahnsinnig gerne einen 1500 m hohen Berg mit einem Rucksack voller Junkfood hoch. Ich habe es mir vor, während und nach meiner Wandertour wirklich richtig gut gehen lassen.

Mein Vielfraß hatte mich nämlich davon überzeugt, dass es **keinen** Grund gab, ohne Schweinefraß zu wandern. Das war für mich genauso wichtig wie Karte, Kompass, Stirnlampe und Campingausrüstung.

Dann las ich eines Tages über die beiden Arten von Verzicht, und mir wurde klar, dass ich keine Ahnung hatte, wie es war, ohne Junkfood zu wandern. Ich fragte mich, was ich da eventuell verpasste. Also packte ich eines Tages nur Biogemüse und Blaubeeren, eine Thermoskanne grünen Tee und eine Tüte Körner in meinen Rucksack.

Auf dem Weg überkam mich eine unfassbare Ruhe, wie ich sie mir überhaupt nicht hatte vorstellen können. Als ich durch den Wald wanderte, konnte ich wirklich die Luft einatmen, auf den murmelnden Bach lauschen, die Aussicht genießen und mich über all die Tiere freuen, die ich auf dem Weg sah. Das war einer der schönsten Tage meines Lebens. Ich fühlte mich so mit der Welt im Reinen, dass diese Empfindungen seitdem so viel stärker sind als alles, was der Vielfraß mir bieten kann.

Das hielt mehrere Tage an.

Ich schlief besser, »Notfälle« bei der Arbeit ärgerten mich nicht mehr so, ich ging besser mit meinen Patienten um und löste Probleme viel leichter. Ich fühlte mich auf vielfältige Weise lebendiger als je zuvor.

Meine Erfahrung sagte mir, dass mein Vielfraß mich davon überzeugt hatte, dass ich beim Wandern Junkfood brauchte. Aber das war eine fette Vielfraßlüge! Ich habe mir die Person vorenthalten, die ich in meinem Innersten eigentlich sein sollte.

Ich habe seitdem gelernt, dass dieses Zufriedenheitsgefühl in jedem schlummert, der es wirklich erfahren will. Leider lassen sich die meisten Menschen von ihrem Vielfraß davon ablenken. Das regt mich wirklich mächtig auf. Warum sollte irgendjemand eine Fressattacke vorziehen, wenn er sein inneres Fressmonster einfach dauerhaft wegsperren kann?

Mein Vielfraß hat mir vorgemacht, dass Wandern ohne Junkfood brutal und eine Qual sei. Es hat sich aber gezeigt, dass ich so von den leckeren Sachen abgelenkt war, dass ich nicht gemerkt habe, wie ich mich selber beraube.

Wenn Sie sich jetzt in dem Glauben abwenden, ich verlangte von Ihnen, einfach ein paar Bäume zu umarmen und dauerhaft auf ein bestimmtes Essen zu verzichten, haben Sie mich nicht verstanden. Es gibt nämlich **zwei Arten** von Verzicht und Sie können sich in jeder Situation für die eine oder die andere entscheiden.

Es ist **Ihre** Wahl, nicht die Ihres Vielfraßes.

Wenn der Vielfraß sagt: »Du kannst diese Essensregeln nicht mehr befolgen, die sind viel zu streng«, fragen Sie sich erst einmal, was er Ihnen wirklich wegnehmen will, indem Sie die Regeln brechen.

Noch ein wichtiger Gedanke zu dem oben Gesagten:

Es sind Ihre Regeln. Achten Sie also darauf, einen Ernährungsplan aufzustellen, mit dem Sie auf Dauer leben können; der Ihnen erlaubt, Ihre Träume mit dem Körper zu verwirklichen, den Sie sich wünschen, während Sie die Balance zwischen kurzfristigem Genuss und Langzeitzielen wahren. Jede Regel ist ein Kompromiss zwischen diesen beiden Zielen. Nur Sie können entscheiden, was das Beste für Ihren Körper ist – das ist wahre Entscheidungsfreiheit!

Man kann es auch auf andere Weise betrachten: Wir entscheiden uns jeden Tag aufs Neue zwischen »Lebe schnell und stirb jung[2]« und »Lebe lang und genieße die Zeit«. Möchten Sie sich Zeit aus der Zukunft leihen, um heute schneller zu leben, oder verzichten Sie auf kurzfristigen Genuss, um länger zu genießen?

In einem freien Land hat jeder das Recht, sich zu entscheiden, ob er morgen für den Genuss von heute leiden will, wenn er das wirklich will. Wir haben sogar Kriege für diese Art der Freiheit geführt.

Das Problem ist aber, dass die meisten Menschen diese Entscheidungen komplett ihrem Vielfraß überlassen haben. Da sie nie erlebt haben, wie sich eine längere Zeit ohne Fraß anfühlt, hatten sie auch keine Gelegenheit, eine gut informierte Entscheidung zu treffen.

Ich mag nicht zustimmen, aber verteidige jederzeit Ihr Recht zu sagen »Ich will lieber jetzt den schnellen Genuss leben. Mir ist völlig klar, dass ich vermutlich ein wenig früher sterbe und/oder gegen Ende meines Lebens mehr leide, aber ich bin bei klarem Verstand, erwachsen und absolut in der Lage, diese Entscheidung bewusst zu treffen.«

Das Problem ist, dass Menschen diese Entscheidung selten bewusst treffen. Stattdessen erlauben sie ihrem Vielfraß und der Gesellschaft, sie hinters Licht zu führen.

Die Verantwortung der Freiheit liegt darin zu entscheiden, ob man schnell lebt und jung stirbt oder ein längeres, bescheideneres Leben genießt. Wie auch immer Sie Ihre Essensregeln formulieren, achten Sie bitte darauf, dass Sie die bescheidenere Seite dieser Gleichung erfahren haben und eine wirklich kluge Entscheidung treffen.

Warum? Weil der Vielfraß im Käfig bleiben muss!

8
Sieg über die Lebensmittelindustrie

Vor etwa 15 Jahren sprach ich mit meinen Freund Ted[3], einem erfolgreichen Manager einer Firma für Mahlzeitenersatz-Riegel, über seine größten Marketing-Erkenntnisse. Es war erschreckend: Einen der größten Wachstumsschübe hatten sie erlebt, nachdem sie die Vitamine aus den Riegeln entfernt hatten, damit sie besser schmeckten, und gleichzeitig die Verpackung umgestaltet hatten, sodass sie »gesünder« und »leckerer« wirkten.

Anscheinend ist es sehr profitabel, Menschen vorzugaukeln, sie ernährten sich gesund.

Verpackungsdesign ist aber nur ein Teil des Trends. Ein weiterer Trick besteht darin, einen erwiesenermaßen gesunden Inhaltsstoff hervorzuheben, um von anderen, schädlichen Bestandteilen abzulenken.

Vermutlich weiß inzwischen jeder, dass fettreduzierte Nahrungsmittel oft die reinsten Zuckerbomben sind. Aber wussten Sie auch, dass Produkte mit »herzgesunden Omega-3-Fettsäuren« sehr natriumreich sein können? Auch mögen trocken geröstete Nüsse weniger Kalorien und ungesunde Fette enthalten als die in Öl und Zucker gerösteten, aber das Rösten kann dennoch in nicht geringem Umfang krebserregende Verbindungen erzeugen. Auch »Vollkorn-Produkte« können so stark verarbeitet sein, dass der Blutzuckerspiegel stark ansteigt, was das Diabetes-Risiko (und möglicherweise auch das Krebsrisiko) erhöht.

Dies sind nur einige der legalen Tricks, mit denen die Lebensmittelindustrie Ihrem Vielfraß zuarbeitet. Die Strategie lautet: »Verwirren und siegen«. Hunderte hochdotierter Marketingexperten, Anwälte, Berater und Lebensmitteltechniker arbeiten mit Hochdruck daran, Ihren Vielfraß mit Munition zu versorgen.[4]

Glücklicherweise sind die Tricks der Lebensmittelindustrie durchschaubar und leicht zu entkräften, sobald Sie Ihre Perspektive leicht verändern. Solange Sie sich nicht selbst belügen, ist es völlig okay, nicht nur auf Gesundheit zu achten, sondern sich auch ein wenig Geschmack, Komfort und Genuss zu gönnen, wenn man das **wirklich will.** Solange Sie diese Entscheidung bewusst und gut informiert treffen, wird das Ihre Fähigkeit, nie wieder zu völlern, nicht beeinträchtigen.

Aber ich bewege mich hier auf dünnem Eis, denn die meisten Menschen entscheiden lieber selbst, was für sie gesunde Nahrung ist. Und solange Ihre Schlussfolgerungen es Ihnen ermöglichen, deutliche Grenzen zu ziehen, die Sie nicht überschreiten, können Ihnen die Tricks der Lebensmittelindustrie nichts anhaben. Wir müssen uns gar nicht einig sein, was gesunde Nahrung ist, Sie müssen nur für sich hundertprozentig sicher sein.

Ihr Vielfraß mag nun frohlocken:

Hey, Moment mal! Glenn hat gesagt, du kannst deinen eigenen Ernährungsplan aufstellen. Das ist allein deine Sache. Aber jetzt will er dich belehren, was gesundes Essen und was Müll ist. Er lügt also nicht nur, sondern jetzt hat er auch noch das Monopol auf Gesundheitsinformationen? Ich hab's dir doch gesagt! Das ist alles nur Schwachsinn. Warum verschwendest du deine Zeit mit diesem Buch? Lass uns verdammt noch mal völlern, ja? Bitte, bitte, bitte!

Ihr Ernährungsplan ist voll und ganz Ihre Sache. Ich biete Ihnen nur eine Abkürzung, die Ihnen Jahre des schmerzvollen Herumexperimentierens erspart. Überspringen Sie einfach den Rest dieses Kapitels, wenn Sie befürchten, es könnte Ihre freie Entscheidung beeinflussen, was für Sie gesund ist.

Die einfachste Art, gesundes Essen zu definieren

Unverarbeitete Bio-Erzeugnisse sind die einzigen für den Menschen wirklich gesunden Nahrungsmittel. Alles andere sind vom Menschen für Geschmack, Komfort oder Genuss vorgenommene Verarbeitungen. Je stärker verarbeitet, leckerer und komfortabler ein Lebensmittel ist, desto höher ist die Chance, dass es weniger gesund ist.

Es ist viel einfacher, mit einer kleinen Liste der Dinge zu beginnen, die gut sind (einer Positivliste), statt eine umfassende Liste ungesunder Dinge (eine Negativliste mit Tabus) aufzustellen. Letztere ist viel länger, komplexer und gibt dem Vielfraß Stoff für Diskussionen.

Aber das heißt nicht, dass Sie für den Rest Ihres Lebens ein Heiliger sein müssen und nur noch Salatblätter lutschen sollen. **Sie** dürfen natürlich Dinge in Ihren Ernährungsplan aufnehmen, die gut schmecken, bequem sind oder Spaß machen, solange Ihnen bewusst ist, dass sie weniger gesund sind. Ihr Vielfraß darf das nicht!

Lassen Sie sich nur nicht von Ihrem Vielfraß einreden, diese von der Lebensmittelindustrie fabrizierten Genüsse seien tatsächlich gesund. Das ist der Weg in die Katastrophe. Beschließen Sie hier und jetzt, Ihrem Vielfraß jegliche von der Industrie gesponserte Munition zu entziehen.

Einen letzten kritischen Fakt benötigen Sie noch, um zu verhindern, dass die Lebensmittelindustrie Ihren Vielfraß stützt. Nach Jahrzehnten in einer Gesellschaft, die unseren inneren Vielfraß nährt, hat sich Ihr Hungergefühl vermutlich von den natürlichen Bedürfnissen Ihres Körpers entfremdet. Ihre Geschmacksknospen sind desensibilisiert, und das Belohnungszentrum in Ihrem Gehirn reagiert wesentlich weniger intensiv auf natürliche Nahrung, da es sich an die starken Reize verarbeiteter Nahrung gewöhnt hat.

Aber das meiste davon lässt sich umkehren. Wenn Sie weniger Zucker essen, schmeckt Obst intensiver. Wenn Sie weniger Junkfood essen, werden Sie Appetit auf Gemüse bekommen – so verrückt das auch klingt! Und Sie müssen sich noch nicht einmal dazu zwingen … und sollten es auch nicht versuchen. Das ist eine ganz natürliche Folge, wenn Sie nicht mehr völlern. Genau wie Menschen, die aufhören zu rauchen, tiefe Atemzüge frischer Luft mehr genießen als je zuvor, werden Sie Ihren Instinkt, sich gesund zu ernähren, wiederbeleben.

Der Kern des vom Vielfraß gekaperten Selbsterhaltungstriebs ist der Glaube, dass die Dinge, auf die Sie sich bei Fressattacken stürzen, lebensnotwendig sind. Dafür lehnt er alles ab, was die Natur an gesunder Nahrung bietet. Wenn Sie ihn einsperren, kehren Sie diese Entwicklung um.

Ein letzter Punkt zu diesem Thema, den Ihr Vielfraß hassen wird: Eine Vielzahl von Studien weist darauf hin, dass rohes Blattgemüse für Ihre Ernährung so wichtig ist wie Sauerstoff für Ihre Lungen. Wenn Sie also die Normalisierung Ihres Selbsterhaltungstriebs beschleunigen möchten, bauen Sie verschiedene Blattsalate in Ihren Ernährungsplan ein. Sie können sie im Mixer mit etwas Wasser pürieren und wie Medizin schlucken. Je mehr Bio-Blattgemüse Sie aufnehmen, desto mehr verdrängen Sie alles andere.

Es ist aber keine Notwendigkeit, wenn Sie die Vorstellung eher abstoßend finden. Sie müssen sich also **nicht zwingen**. Egal wie Ihr Ernährungsplan aussieht, solange Sie Ihren Vielfraß einsperren, werden Sie sich über kurz oder lang gesünder ernähren.

Ich bin deshalb so sehr davon überzeugt, weil Sie durch Wegsperren Ihres Vielfraßes immer mehr toxischen Nebeneffekten seiner schädlichen Genüsse entgehen werden. Je mehr dieser schädlichen Genüsse Sie aber aus Ihrer Ernährung verbannen, desto eher werden Sie zu natürlichen, gesunden Lebensmitteln tendieren. Genau wie der Ex-Raucher es kaum verhindern kann, dass er tiefe, sauerstoffreiche Atemzüge genießt, nachdem er die schädlichen Zigaretten aufgegeben hat.

Wenn jemand dabei ist, mit dem Rauchen aufzuhören, können ihm langsame, tiefe Atemzüge helfen, sich besser zu fühlen. Seine Fähigkeit, das Rauchen aufzugeben, hängt nicht von dieser Atemtechnik ab, aber sie macht es leichter. Ähnlich können Sie auch den Vielfraß für immer beherrschen, ohne »blödes« Gemüse zu essen. Aber es wird Ihnen einfacher fallen und es wird schneller gehen.

Mehr ist zu diesem Thema nicht zu sagen!

9
»Die Hölle, das sind die anderen«[5], sagt Ihr Vielfraß

In den letzten Jahrzehnten haben Psychologen entdeckt, dass unser Selbstkonzept eng damit zusammenhängt, wie andere uns sehen. Keiner von uns scheint zu wissen, wer er ist, bis wir uns selbst in den Augen eines anderen gespiegelt sehen. Selbstwert kann offenbar nur im Spiegel der Gedanken, Gefühle und Meinungen anderer entstehen.

Es mag zwar sein, dass wir nicht vermeiden können, dass unser Selbstbild durch unser Umfeld *beeinflusst* wird, aber der Vielfraß treibt es auf die Spitze. Er will Ihnen einreden, dass jede noch so kleine Schwankung in der Meinung Ihrer Freunde über Sie und/oder Ihren Ernährungsplan ein Anlass zum Völlern sei.

Mit anderen Worten: Ihr neuer Plan wird Ihre Frau, Ihre Kinder, Ihre Mutter, Ihren Ehemann, Ihre Großmutter, Ihren Cousin zweiten Grades, Ihren Neffen und natürlich Ihren Hund (niemals den Hund vergessen!) verärgern. Ohne deren hundertprozentige Zustimmung werden Sie sich dem Vielfraß zufolge nie an Ihre Selbstverpflichtung halten können. Sie können also genauso gut gleich aufgeben und völlern.

Vielfraßschrei!

Nebenbei bemerkt ist es durchaus möglich, dass Sie Ehefrau, Mutter, Cousin und Hund irritieren, indem Sie etwas auf Ihren Plan setzen, das Sie für abscheulich halten.

Hingen wir tatsächlich von der Meinung anderer ab, wäre **kein** Lebensmittel je zulässig, denn man wird immer jemanden finden, dem irgendetwas auf dem Plan absolut nicht zusagt.

Nun ist es aber so, dass Sie völlig in der Lage sind, Grenzen zu ziehen, ohne auf die Meinung Ihres Umfelds zu hören. Wenn Sie entscheiden, dass Sie ein bestimmtes Lebensmittel nie wieder essen werden, können Frau, Mutter, Großvater und/oder Hund den leckersten Schweinefraß backen und Ihnen mit den Worten unter die Nase halten: »Komm schon, nur ein kleiner Bissen! Das ist wirklich richtig lecker! Davon ist noch niemand tot umgefallen.«

Sie werden trotzdem mit einem festen »Nein, danke« antworten.

> **Wenn andere Sie mit Essen locken, sagen Sie einfach zu sich selbst: »Das ist Schweinefraß und ich werde nie wieder Schweinefraß essen!«**

Es ist wichtig, dass Sie das nicht laut sagen. Ihr Ernährungsplan ist eine höchst private Angelegenheit. Sie müssen nicht argumentieren oder sich irgendwem gegenüber dafür rechtfertigen.

Genauso wenig gehen Sie die Ernährungspläne anderer etwas an. Einem anderen zu sagen, dass er Schweinefraß isst, kann ganz leicht eine Freundschaft zerstören.

Jeder muss für sich selbst entscheiden, was in den Schweinetrog kommt und was auf den Teller. Jeder muss selbst entscheiden, ob er seine Suchtgedanken überhaupt von seinen konstruktiven Gedanken und Gefühlen trennen will.

Wir alle entscheiden für uns selbst, ob wir einen Vielfraß überhaupt erst entstehen lassen. Sie haben also keine

Ahnung, ob Ihr Gegenüber überhaupt seinen eigenen Vielfraß anerkennen will oder wie dieser Mensch auf seinem eigenen Ernährungsplan Schweinefraß definiert.

Wir können nur unseren eigenen Vielfraß kennen. Sich mit dem Vielfraß anderer zu befassen ist wie der unzulässige Versuch, Gedanken zu lesen.

Aus meiner jahrzehntelangen Praxis als Psychologe kann ich Ihnen versichern, dass das Gedankenlesen nicht einfach ist. Immer wenn ich zu wissen glaube, was jemand denkt, höre ich ihm noch etwas zu und stelle selbst bei Menschen, die ich seit Jahren kenne, fest, dass ich mich mal wieder getäuscht habe.

Selbst wenn man den Vielfraß eines anderen präzise erkennen könnte, sollte man das geflissentlich für sich behalten. Superman läuft ja auch nicht mit seinem Röntgenblick rum und erzählt jedem, welche Unterwäsche er gerade trägt.

Widerstehen Sie also bitte dem Drang, anderen zu sagen, dass sie Schweinefraß essen.

Wenn man Sie bedrängt, obwohl Sie dankend abgelehnt haben, können Sie immer noch sagen, dass Sie aus medizinischen Gründen verzichten müssten. Ihr Ernährungsplan hat immer auch etwas mit Ihrem körperlichen Wohlbefinden zu tun, also haben Sie auch immer einen medizinischen Grund, sich an ihn zu halten, und sei es nur, weil ein gesunder Ernährungsplan mit großer Sicherheit für einen gesunden Körper medizinisch unerlässlich ist (selbst ein Ausrutscher mit Schweinefraß kann zahlreiche medizinische Risikofaktoren in die Höhe treiben)!

Fragt man Sie nach den medizinischen Gründen, sagen Sie einfach: »Ach, es ist nicht so, dass ich daran sterbe, aber ich möchte nicht darüber sprechen« und wechseln das Thema. Das sollte ausreichen, es sei denn, der andere ist wirklich von Essen besessen. Aber warum sollten Sie ihm dann überhaupt zuhören?

Menschen haben Probleme mit anderen in ihrem Umfeld, weil sie ihrem Vielfraß unwissentlich erlauben, um Anerkennung zu buhlen.

Denken Sie daran: Eines der größten Probleme bei der Esssucht ist die Abhängigkeit, die die perfekte Ausrede für eine Fressattacke liefert:

> Der (die) hat dich zum Fressen verleitet, du hast dir also nichts vorzuwerfen. Es war einfach zu hart, den Ernährungsplan einzuhalten, weil er (sie) von dir verlangt hat zu essen. Und außerdem war das wirklich lecker! Mehr davon!

So schiebt Ihr Vielfraß andere als Ausrede vor.

Dagegen hilft nur, den Plan zur Privatsache zu erklären, die niemand zu bewerten hat.

Sie können sich von Ihrem Arzt, Ernährungsberater oder anderen Experten beraten lassen, denen Sie vertrauen. Oder Sie lesen Ernährungsratgeber, um sich über gesunde Ernährung zu informieren.

Es gibt aber **keinen** Grund, mit anderen darüber zu reden.

Sie sollten eigentlich sogar in Gesprächen mit Experten sehr vorsichtig sein, bis Sie sich vollkommen sicher sind, dass deren Ansichten nicht von Profitgier diktiert sind.

Schließlich liegt Ihr Ernährungsplan vollständig in **Ihrer** Verantwortung, egal was die Experten sagen. Es ist Ihr Körper.

Wenn es ums Essen geht, sind andere Menschen nicht die »Hölle«, sondern nur ein wenig irritierend.

Sie könnten in einer Küche voller Sterneköche stehen, die Ihnen die köstlichsten Vorspeisen, Hauptspeisen und Desserts anbieten, ohne auch nur eine einzige Regel Ihres Ernährungsplans zu brechen! Wenn Sie nämlich erst einmal alle Zweideutigkeiten aus Ihrem Plan eliminiert haben, erkennen Sie jede Versuchung direkt als Vielfraßschrei und alle »Leckereien« werden in Ihrer Version der Welt zu offensichtlichem Schweinefraß.

Wenn man also in Gesellschaft wieder einmal Ihren Vielfraß versuchen will, sagen Sie sich selbst: »Das ist Fraß und ich werde nie wieder Fraß zu mir nehmen!« Wenn Ihr Vielfraß weiterschreit, zeigen Sie ihm den Stinkefinger und sagen ihm eiskalt: »So ist das halt, Vielfraß!!!«

Je mehr Sie drüber wissen, wie Sie Ihren Vielfraß kontrollieren können, desto eher erkennen Sie, dass er es ist, der hilflos ist, nicht Sie!

Was Ihr Vielfraß über den Einfluss anderer auf Sie sagt:
»Die Hölle, das sind die anderen! Du kannst dich in Gesellschaft anderer nicht an deinen Plan halten, weil du sie zu sehr verärgerst. Wir müssen uns einfach eine leckere Fressorgie gönnen und dann halt am nächsten Tag von vorn anfangen.«

Was Sie über den Einfluss anderer auf Sie sagen:
»Zum Teufel mit anderen Leuten! Absolut niemand wird mich dazu bringen, Schweinefraß zu essen, weil ich **niemals** wieder Schweinefraß essen werde … Punkt!«

Bevor wir damit abschließen, uns mit anderen Leuten zu befassen, lassen Sie mich nur sagen, dass es durchaus möglich ist, willige Menschen in die *Nie wieder Fressattacken*-Philosophie einzuweihen:

Warten Sie, bis Sie jemanden kennenlernen, der sich aufrichtig um sein Gewicht und/oder Essverhalten sorgt. Jemand, der die unmittelbaren, schmerzhaften Auswirkungen toxischer Vergnügen kennt oder der von Ihren Erfolgen tief beeindruckt ist.

Dieser Mensch ist möglicherweise bereit, von den Ergebnissen zu hören, die Sie mit einer sehr eigenwilligen und mächtigen Methode erzielt haben. Betonen Sie, dass man bei dieser Methode seinen eigenen Ernährungsplan aufstellt und **nicht** irgendwelche Diätregeln einhalten muss.

Am besten lassen Sie ihn das Buch lesen, bevor Sie zu sehr ins Detail gehen, damit sein Vielfraß nicht dazwischenfunken kann. Wenn er dann beeindruckt ist und es Ihnen erlaubt, können Sie ihm dabei helfen, seinen eigenen Vielfraß zu erkennen.

Wenn er aber die *Nie wieder Fressattacken*-Philosophie ablehnt, gibt es nichts, was Sie tun können. In diesem Fall sagt man am besten »Tut mir leid, wenn das nicht hilft« und wechselt höflich das Thema.

Sie können in einem Streit mit dem Vielfraß anderer Leute nicht gewinnen, wenn Sie keinen festen Alliierten haben, und der Kollateralschaden ist einfach zu groß. Lassen Sie Ihren Freund oder Ihre Freundin einfach selber das Buch lesen.

Anmerkung: Es ist absolut okay, dem Ehepartner oder einem anderen lieben Menschen zu sagen, dass sein oder ihr Wohlbefinden auch Sie und Ihre Familie etwas angeht. Manchmal hilft nur Liebesentzug, um etwas zu bewegen. Manchmal hilft auch gar nichts und Sie müssen überlegen, ob die Beziehung vielleicht toxisch geworden ist. Aber mit Zwang werden Sie gar nichts erreichen, sondern Sie zerstören damit nur jede Hoffnung auf eine spätere Einsicht. Jeder muss von selbst zur Einsicht gelangen.

Da die superverführerischen Speisen, die unsere Gesellschaft hervorbringt, tatsächlich auch superlecker sind, wirkt *Nie wieder Fressattacken* auf viele Menschen, die sich nur öffnen, wenn sie wirklich leiden, recht radikal. Wenn sie dann leiden, müssen sie mit einer gewissen geschulten Raffinesse möglichst schnell mit **reichlich** Informationen versorgt werden.

Deshalb überlässt man die Erklärung nach Möglichkeit besser dem Buch (und/oder den Audios und Videos auf meiner Webseite [nur in englischer Sprache verfügbar; Anm. d. Red.]). Den eigenen Vielfraß zu beherrschen und anderen beizubringen, wie das geht, sind zwei sehr verschiedene Paar Schuhe. Die Ideen hinter *Nie wieder Fressattacken* sind nicht besonders ansteckend, und die meisten Menschen müssen erst ordentlich von ihrem Vielfraß gedemütigt werden, bevor sie offen dafür sind.

Wie bringt man jemandem bei, nie wieder zu völlern?

Dazu müssen wir uns ansehen, wie ich Sie mit diesem Buch von meinen Ideen überzeugt habe (ich weiß, ich weiß – Ihr Vielfraß schreit wahrscheinlich immer noch, dass Sie noch nicht völlig überzeugt sind. Dummer Vielfraß, ab in den Käfig!).

Ich habe Ihnen zunächst sorgfältig die Idee vom Vielfraß erläutert und Ihnen erklärt, wie das funktionieren kann, wo bislang nichts funktioniert hat. Dann habe ich Ihnen ein unglaubliches Versprechen gemacht: Wenn Sie »unter Vorbehalt« bereit sind, meiner verrückten Idee zu folgen, biete ich Ihnen dauerhafte Kontrolle über Ihr Essverhalten. Und ich habe Ihnen gesagt, dass Sie schon profitieren, wenn Sie mir erlauben, Ihnen einen verrückten Denkanstoß zu geben, und dass es sich nicht um eine weitere hundsgemeine Diät handelt.

Nur mit dieser Motivation konnten wir dann sorgfältig Ihren Vielfraß definieren und skizzieren, wie es möglich ist, dieser scheinbar irren Idee zu folgen, ohne Ihre Fähigkeit zum klaren Denken einzubüßen.[6]

Im nächsten Schritt habe ich Sie vor dem heftigen Widerstand gegen diese Ideen gewarnt. Warum? Weil der Vielfraß laut und verzweifelt kreischt, sobald er sich ertappt fühlt. An diesem Punkt hatten Sie Ihre Gedanken noch gar nicht von denen Ihres Vielfraßes getrennt, sodass er Sie leicht davon hätte abhalten können weiterzulesen.

Als Erstes versucht der Vielfraß nämlich, das Konzept im Frühstadium zu diskreditieren, und wir mussten einen sicheren Kanal für die Vielfraßschreie finden, während Sie seine Tricks lernten. Das war der erste Schritt, um dieses Fressmonster für immer wegzusperren.

Das ist vielleicht der schwierigste Teil bei der Aufklärung eines Menschen über seinen eigenen Vielfraß, solange er noch in einem unentschiedenen Zustand ist und sich noch nicht von seinen Dick-Denkenden-Gedanken getrennt hat. Diese sind nämlich ein integraler Bestandteil unserer Identität und Vorstellung vom Menschsein, bevor wir das Konzept von *Nie wieder Fressattacken* verstanden haben. Deshalb empfinden viele diese Trennung von diesem lästigen Teil ihres Selbst zunächst als harsche Kritik an ihrer Persönlichkeit.

Anders gesagt empfindet der Neuling den wilden Kampf seines Vielfraßes als seinen eigenen. Das führt schnell zu Widerstand gegen das Konzept. Da der Vielfraß ein außer Kontrolle geratener Selbsterhaltungstrieb ist, ist die Energie hinter dieser Auseinandersetzung dieselbe wie die eines um sich schlagenden Ertrinkenden. Es mag höflich verbrämt sein, aber sein Vielfraß wird **alles** sagen und tun, um zu überleben.

Aus all diesen Gründen drückt man dem zukünftigen Vielfraßbändiger am besten dieses Buch in die Hand, statt sich selbst in den Kampf zu stürzen.

Dessen ungeachtet können und werden Menschen die Vorstellung vom Vielfraß akzeptieren, wenn sie erst einmal besonders stark unter ihren Essproblemen leiden. Sie müssen die Veränderung nur sehnlich genug wünschen und auch ein Stück weit verzweifelt nach einer anderen Lösung suchen.[7]

Für viele Menschen ist der Vielfraß ein Konzept, das mit der Zeit reifen muss. Rechnen Sie mit Widerstand. Es ist genauso sinnlos, mit dem Vielfraß anderer zu diskutieren wie mit Ihrem eigenen. Überlassen Sie die schwere Arbeit dem Buch, und reden Sie erst nach der Lektüre weiter.

Manche Menschen werden Ihnen dafür danken! Es kann sehr spannend sein, sich in Gesellschaft von Menschen aufzuhalten, die sich unserem Konzept mit Leib und Seele verschrieben haben.

Dabei darf man aber auch nicht vergessen, dass deren individuelle Ernährungspläne sehr wahrscheinlich ganz anders aussehen als Ihr eigener. Was für Sie wie Vielfraßschreie klingt, mag für andere vernünftiges Denken sein, und was für Sie wie Fraß aussieht, mag für sie gesunde Ernährung darstellen. Das ist völlig okay. Wir sind alle Individuen mit ganz individuellen Ernährungsplänen.

Andere werden das Konzept ablehnen und lieber weiterkämpfen und nach der Zauberformel suchen, mit der sie ihren Kuchen aufessen und gleichzeitig behalten können. Auch das ist okay. Sie haben einen Samen gepflanzt, der ihnen vielleicht in der Zukunft hilft, wenn es mal wieder besonders schlimm ist.

Egal, was andere in Ihrem persönlichen Umfeld tun: Sie haben *Nie wieder Fressattacken!*

10
Der Vielfraß ist machtlos, nicht Sie!

Ein nicht gerade kleiner Teil unserer Gesellschaft glaubt, es gäbe eine seltsame Krankheit, die Menschen Essen, Alkohol, Drogen und anderen schädlichen Genüssen gegenüber völlig hilflos macht. Wortführer der Suchtbehandlungsindustrie behaupten häufig, starke Genuss-Lebensmittel wären unwiderstehliche Trigger, denen »Esssüchtige« nichts entgegenzusetzen haben.

Sie behaupten also, dass Sie, wenn Sie an dieser Krankheit leiden, sich niemals beherrschen werden und auf bestimmte Genussmittel schon gar nicht verzichten können. Sie können bestenfalls »von Tag zu Tag« versuchen, Abstinenz zu üben, und sich ansonsten den Rest Ihres Lebens mit Menschen treffen (die sich ebenfalls nicht beherrschen können), um übereinander zu wachen …

… und einander über die zwangsläufig kommenden »Rückfälle« hinwegzuhelfen, denn schließlich sind Sie ja alle nur Sklaven Ihrer Krankheit und zu einem Leben mit Fressattacken verurteilt (eine institutionalisierte Logik, die einem Verantwortung und Schuld nimmt, einen für hilflos erklärt und dauerhaft in die Rolle des Opfers zwängt).

»Was für eine köstliche Krankheit!«, sagt Ihr Vielfraß.

Es gibt **keine** belastbaren empirischen Erkenntnisse, die die These von dieser seltsamen Erkrankung belegen.

Das Konzept dieser Krankheit stammt ursprünglich von den Anonymen Alkoholikern, um Schuld- und Schamgefühle des Trinkers über seine Exzesse zu mindern, mit denen er ja nicht nur sein körperliches und finanzielles Wohlergehen, sondern auch das seiner Familie aufs Spiel setzt. Auch für die Familien ist es einfacher zu akzeptieren, dass ein geliebter Mensch krank ist, als ihn als selbstsüchtigen Menschen zu sehen, der sein Leben und die Sicherheit seiner Angehörigen für ein weiteres Saufgelage riskiert.

Diese Vorstellung von der Machtlosigkeit gegenüber der Krankheit ist inzwischen auf praktisch alle schädlichen Genussformen übertragen worden. Man sagt uns – und die Gesellschaft akzeptiert das bereitwillig –, es gäbe Krankheiten, die uns gegen Alkohol, Drogen, Spielen, Untreue, sexuelle Perversionen und praktisch alles, was sich gut anfühlt, machtlos machen.[8]

Natürlich gilt das auch für Essen.

»Es ist nicht unsere Schuld und kein moralisches Problem«, singt der Chor der Suchtbehandlungsindustrie. »Rückfälle sind ein unvermeidlicher Teil der Genesung.«

Blödsinn!

Menschen sind nämlich durchaus in der Lage, schädlichen Gelüsten zu entsagen. **Vielfraße haben keine Macht über Menschen, nicht andersherum.** Der deutlichste Beweis hierfür ist, dass der Vielfraß sich die Mühe macht, mit Ihnen zu sprechen.

Wir wissen ja bereits, dass der Vielfraß nur völlern will und alles sagen wird, um Sie zu überzeugen. Aber haben Sie sich schon einmal überlegt, warum er sich überhaupt die Mühe macht, ständig auf Sie einzureden? Wenn er nur seinen Schweinefraß will, warum holt er ihn sich nicht einfach? Warum muss er auf Sie einreden?

Ganz einfach: **Weil er es nicht kann!** Er ist eine hilflose Kreatur, deren einzige Hoffnung es ist, Sie von seiner verzerrten Logik zu überzeugen. Deswegen versucht er Sie ständig verzweifelt dazu zu bringen, ihn mit Müll zu füttern. Deshalb wird er wie ein Wasserfall weiterreden, bis er versteht, dass Sie nie wieder Fressattacken haben werden.

Schon allein die Tatsache, dass der Vielfraß spricht, beweist, dass Sie sein Wärter sind. Er kann sich nicht selbst füttern. Daher ist seine einzige Hoffnung, Sie zu überreden, ihn freizulassen.

Hier noch eine sehr angenehme Erkenntnis: Selbst wenn – oder **vor allem,** wenn – der Vielfraß einmal mit irgendetwas recht haben sollte, werden Sie **nie** wieder Fressattacken haben. Denn Sie werden ihm nie die Kontrolle über Ihre Arme, Beine und Ihren Mund geben.

Egal was er sagt, der Vielfraß will sich nur ungesunden Gelüsten hingeben, die alles zerstören, was Ihnen lieb und wert ist. Also selbst wenn er ein berühmter Forscher werden und ein Heilmittel gegen Krebs finden könnte, ließen Sie ihn nur endlich frei … Sie würden diesen letzten Schrei des Vielfraßes trotzdem ignorieren, da Sie wissen, dass er nur ein destruktives Ziel hat.

Der Vielfraß ist eine schwache Kreatur mit nur einem einzigen Ziel und schert sich um nichts außer ums Fressen. Er wird alles daransetzen, an seinen Fraß zu kommen, ist aber völlig hilflos, solange Sie nicht auf seine Schreie hören.

Der Vielfraß ist machtlos, und Sie sind sein Gebieter.

Hören Sie also nicht hin, und haben Sie nie wieder Fressattacken.

Hinweis: Natürlich gibt es schwerwiegende Essstörungen, wie etwa Bulimie, Anorexie etc., die professionelle Hilfe erfordern. Nur ein Arzt kann diese Störungen diagnostizieren und eine entsprechende Behandlung festlegen. Wenn Sie dies bei sich vermuten, wenden Sie sich bitte an einen Arzt.

11
Schwer erkennbare Vielfraßschreie!

Sobald Sie anfangen, Ihren Vielfraß einzusperren, wird er jede Gelegenheit suchen, aus dem Käfig zu entkommen. Das ist seine Aufgabe! Daher werden wir in diesem Kapitel häufige, aber für viele Menschen anfangs schwer erkennbare Vielfraßschreie unter die Lupe nehmen.

Wie all seine Schreie lösen sich auch diese 16 in Luft auf, wenn man sie genauer betrachtet. Dennoch wird es Ihnen leichter fallen, sich gegen seine Angriffe zu schützen und Ihr Gelübde, nie wieder zu völlern, einzuhalten, wenn Sie vorbereitet sind.

Ich nehme mir die Zeit, all seine Schreie zu entkräften, auch wenn es übertrieben erscheint. Ja, es ist, wie eine Wassermelone mit der Kettensäge zu schneiden, obwohl ein Messer genügen würde, aber es dient der Verdeutlichung!

Sie müssen sich diese Schreie nicht merken oder mit Ihrem Vielfraß durchdiskutieren, denn Sie sind kein Debattierklub und keine Demokratie. Sie sind König (oder Königin) Ihres Königreichs, und der Vielfraß ist nur Ihr ergebener Untertan. Er muss all Ihre Dekrete befolgen, auch wenn dies lächerlich oder überflüssig erscheint.

Sie machen die Gesetze, der Vielfraß muss gehorchen.

Indem Sie anerkennen, dass Vielfraßschreie schlicht Vielfraßschreie sind, sind Sie ausreichend gegen sie geschützt, Eure Majestät.

Aber dafür müssen Sie sie auch erkennen. Lassen Sie uns daher mit dem schwierigsten Schrei beginnen.

Der am schwersten erkennbare Vielfraßschrei

Eine der ersten Veränderungen, die die meisten Menschen an sich beobachten, wenn sie den Vielfraß einsperren, ist, dass sie nach einem Fehltritt viel schneller wieder auf Kurs kommen. Leider sind sie nicht darauf vorbereitet, dass der Vielfraß versuchen wird, genau das für seine Zwecke zu nutzen. Sobald er nämlich merkt, dass Sie nach einer Fressattacke selbstsicherer sind, wird er z. B. sagen:

He! Du wirst mit dieser »Beherrsche den Vielfraß«-Nummer echt gut. Ich kann gar nicht mehr viel Schaden anrichten. Du kannst mich ja immer wieder einsperren, wenn dir danach ist, wie wäre es also mit einer tollen Fressparty? Nur du und ich. Na? Darauf haben wir zwei doch all die Jahre gewartet, oder? Eine sichere Methode, wie wir völlern können! Wie gut, dass du nie mehr völlern wirst, denn dann können wir ja loslegen! – *Dein Vielfraß*

Denken Sie daran: Ihr Gelübde ist heilig.

Eine Fressattacke ist immer eine große Sache.

Sie haben sich geschworen, Ihren Ernährungsplan

einzuhalten, auch wenn Ihr Vielfraß nur einen winzigen Verstoß vorschlägt! Ihr Wort ist Ihr Wort. Punkt!

Wenn Sie Ihrem Vielfraß auch nur einen Millimeter Raum geben, wird er sich breitmachen, das wissen Sie. Lassen Sie ihn am Strand landen, wird er seine Truppen in Stellung bringen und möglichst viel Boden gewinnen. Er wird jeden noch so kleinen Bissen in eine einwöchige Fressorgie verwandeln wollen.

Deshalb heißt **niemals** wirklich **niemals**!

In den Käfig mit dem Vielfraß!

Schwer erkennbarer Vielfraßschrei Nr. 2

> Es reicht, wenn du dich zu 90 % an den Plan hältst. Du hast schon viel öfter über die Stränge geschlagen. Warum belassen wir es nicht einfach dabei? – *Dein Vielfraß*

Dem Vielfraß 10 % Spielraum geben lässt ihm nur die Möglichkeit, sich immer mehr zu nehmen. Das kann ich beweisen:

- Multiplizieren wir die 90 % von heute mit 90 % von morgen, bleiben Ihnen 81 % Ihres ursprünglichen Ziels (90 % × 90 % = 81 %).
- Übermorgen sind Sie bereits bei 72,9 % (81 % × 90 % = 72,9 %).
- Am Ende der Woche schaffen Sie nur noch **weniger**

als die Hälfte Ihres Plans (90 % × 90 % × 90 % × 90 % × 90 % × 90 % × 90 % = 47,8 %)

- Folgen Sie also der Logik des Vielfraßes, landen Sie am Ende des Monats bei lausigen 4,2 %.

Wenn Sie sich nur zu 90 % an Ihren Plan halten, sind Sie in 30 Tagen wieder bei Fressattacken!

90 % ist ein Vielfraßschrei, ganz einfach.
100 % ist die einzige Lösung.

Weniger als zu 100 % zu Ihrem Plan zu stehen ist der Plan des Vielfraßes, wieder zu völlern.

- Bei der Besteigung eines Berges sagen Sie ja auch nicht: »Vielleicht schaffe ich es, vielleicht aber auch nicht.« Sie visualisieren sich auf dem Gipfel und gehen es an.
- Wenn Sie heiraten, denken Sie nicht: »Vielleicht klappt es, vielleicht aber auch nicht.« Entweder Sie wollen die Ehe zu 100 % oder Sie suchen sich einen anderen Partner.
- Sie setzen sich nicht ins Auto und denken: »Vielleicht komme ich sicher an, aber vielleicht verunglücke ich auch.« Sie nehmen sich vor, zu 100 % auf andere Fahrzeuge (bzw. alle Verkehrsgefahren) zu achten.
- Sie trinken auch nicht nur zu 90 % sauberes Wasser und 10 % aus der Toilettenschüssel.

Ein Sportler wird es mit 90 % Entschlossenheit kaum aus den unteren Ligen herausschaffen. Wer Gold gewinnen will, muss seinen Sport zu 100 % leben.

Lassen Sie uns also über 100 % reden.

100 %ige Entschlossenheit nimmt nicht mit der Zeit ab. Wenn Sie sich zu 100 % entschließen, sind Sie auch mor-

gen noch bei 100%, denn 100% × 100% sind 100%. Und so geht es alle Tage weiter (100% × 100% × 100% = 100%), für immer.

Wenn Sie sich Ihrem Plan jeden einzelnen Tag zu 100% verschreiben, werden Sie ewig bei 100% bleiben, denn 100% hoch unendlich bleibt 100%.

100% ist der **einzige** Prozentwert, bei dem das funktioniert.

Selbst bei 99% landen Sie irgendwann wieder im vollen Fressattacken-Modus, es dauert nur etwas länger (schon nach weniger als drei Monaten sind Sie bei unter 50% Ihres Plans und nach einem Jahr bei 0%).

Zudem mag der Vorteil, den Ihnen 100% gegenüber 90% bringen, anfangs marginal erscheinen, aber er kumuliert mit der Zeit.

Ein 100%iger Sportler wird zum Spitzensportler aufsteigen, auch wenn er an einem Wettkampftag nur um eine Haaresbreite besser ist als die Konkurrenz. Dieser Vorteil addiert sich, denn ein Sieg um Haaresbreite bleibt ein Sieg. Ein solcher Sportler setzt sich von der Konkurrenz ab und erhält vermutlich mehr Aufmerksamkeit und Anerkennung als seine Konkurrenten.

Die Selbstsicherheit, die Sie gewinnen, wenn Sie Ihren Plan 100%ig entschlossen angehen, lässt beim Vielfraß keinen Zweifel offen, dass Sie nie wieder völlern wollen. Alles darunter zeigt ihm, dass es nur eine Frage der Zeit ist. Erkennt Ihr Vielfraß aber, dass er **nie** gewinnen kann, wird er irgendwann aufgeben und Sie in Ruhe lassen.

Aber bei 90%iger Entschlossenheit wird er weiterschreien. Das kostet Energie und Selbstsicherheit und zermürbt Sie. 90% führen letztlich immer zu niedrigem Selbstwertgefühl und Völlerei. Denn der Vielfraß wartet immer auf seine »glücklichen 10%«. Er ist wie der fanatische Spieler, der am einarmigen Banditen sitzt, und konzentriert all seine Energie darauf, weiter im Spiel zu bleiben, um den Jackpot zu knacken.

Selbst bei 99,9999 % wird der Vielfraß nicht aufgeben und weitermachen. Denn selbst eine Millionstel- oder Milliardstel-Chance lässt ihn weiter hoffen. Und mehr als dieses bisschen Hoffnung braucht der Vielfraß nicht.

Überlegen Sie nur, wie viele Millionen Menschen jede Woche Lotto spielen, weil sie sagen: »He, man weiß ja nie!« oder »Man muss schon mitspielen, um zu gewinnen«.

Aber wie ein lebenslänglich Verurteilter irgendwann die Hoffnung als zu schmerzhaft aufgibt, wird Ihr Vielfraß irgendwann alle Hoffnung aufgeben und Sie nicht mehr behelligen, wenn Sie 100 %ig entschlossen sind.

Das wird sogar meist viel früher geschehen, als die meisten glauben!

Daher ist es in Ihrem Interesse, dem Vielfraß auch den letzten Hoffnungsschimmer zu nehmen, damit Sie zuversichtlich für immer ohne Fressattacken leben können.

Lassen Sie sich aber auf 90 % ein, enthalten Sie sich die enorme Selbstsicherheit und Seelenruhe vor, die Ihnen nur 100 % Entschlossenheit bieten können.

100 % sind **wirklich** die **einzige** Wahl.

Sie müssen bereit sein, jeden Preis zu zahlen, um Ihren Ernährungsplan 100 %ig einzuhalten, und Ihr Vielfraß muss davon absolut überzeugt sein.

Denn schließlich haben **Sie** diesen Ernährungsplan persönlich aufgestellt! Warum sollten Sie sich an Ihre eigenen Vorgaben nicht zu 100 % halten? Darum geht es doch bei Freiheit: sich einen Weg vorzuzeichnen und das Ziel dann sicher zu erreichen.

Daher hoffe ich, dass Sie erkennen, wie **albern** die Versuche des Vielfraßes sind, Sie davon abbringen zu wollen.

Schwer erkennbarer Vielfraßschrei Nr. 3

So häufig, wie du dich trotz ernsthaftester Vornahmen vollgestopft hast – auch nachdem du dieses Buch gelesen hast –, zeigt doch, dass du dich **niemals** an einen Ernährungsplan halten kannst. Du bist einfach zu schwach. Deine Versuche, mich zu beherrschen, sind alle gescheitert. Wie oft willst du es noch versuchen, bevor du begreifst, dass das nicht geht? Gib einfach auf und lass uns ein Leben voller Völlerei genießen. Lecker! – *Dein Vielfraß*

Selbst wenn Sie über Jahre immer wieder gestrauchelt sind, zeugt es von Ihrer Stärke, dass Sie auch immer wieder aufgestanden sind.

Ein schwacher Mensch gibt auf, aber Menschen, die ihren Schwur, den Vielfraß **für immer** einzusperren, immer wieder erneuern, bis er wirklich völlig ausbruchssicher unter Verschluss ist, haben am Ende zwangsläufig Erfolg. Das Beharren beweist Kraft und Ausdauer. Man sollte es achten und nicht lächerlich machen!

Es ist bewundernswert, dass Sie sich ein Leben lang gegen einen biologischen Fehler gewehrt und mit Dutzenden Ernährungsplänen experimentiert haben, bis Sie Ihren finalen Plan festgelegt haben.

Solange Sie entschlossen sind, den Vielfraß endgültig und absolut zu beherrschen, werden Sie auch beständig Fortschritte machen, bis Sie ihn endgültig Ihrem Willen unterwerfen.

Eigentlich ist das direkt nach Ihrer letzten Fressattacke passiert – egal ob sie 5 Sekunden, Minuten oder Jahre zurückliegt!

Der Vielfraß möchte Ihnen Ihre früheren Fehler als dauerhafte Schwäche verkaufen – und wird sich bereitwillig auf jeden Fehler stürzen, der Ihnen vielleicht nach dem Lesen dieses Buches noch unterläuft –, aber damit bestätigt er nur Ihre Stärke, Ihr Durchhaltevermögen.

Er liefert Ihnen Ihr bestes Argument. Was für ein Trottel!

Sie sind absolut in der Lage, sich endgültig und für immer zu entscheiden, egal wie oft Sie zuvor diese Entscheidung schon verworfen haben. Das gilt auch, wenn Sie wie viele Menschen erst einmal viele Anläufe benötigen, um Ihren **endgültigen** Ernährungsplan zu finden.

Schwer erkennbarer Vielfraßschrei Nr. 4 – Die Strategie »Kontrollierte Fressattacken«

Ab und zu eine geplante, kontrollierte Fressattacke ist doch gar nicht so schlimm. Sei ehrlich, das hast du doch eigentlich eh vor. Du kannst doch bei jeder zehnten Mahlzeit völlern und

immer noch abnehmen. Wo ist also das Problem? Lass uns loslegen. Das wird so göttlich
lecker! – *Dein Vielfraß*

Wir haben Völlern bzw. eine Fressattacke als jeden kleinsten Bissen definiert, der nicht Ihrem Ernährungsplan
entspricht. Niemand hat Ihnen diesen Plan diktiert. Sie
haben ihn nach bestem Wissen und Gewissen und voll
motiviert selbst konzipiert und niedergeschrieben. Sie haben Ihre Regeln nach reiflichen Überlegungen in Ihrem
eigenen Interesse festgelegt.

Vergessen Sie nicht: Es gibt keine Regel, die besagt,
Ihr Ernährungsplan könne keine köstlichen Dinge
enthalten. Es ist sogar sinnvoll und gewünscht, dass Sie
auch ungesunde Dinge aufnehmen, die Sie sich geneh-
migen.

Aber es ist und bleibt **Ihr** Plan, nicht der des Vielfraßes!

Daher ist es absolut notwendig, dass Sie diesen besonderen Schrei als Versuch des Vielfraßes erkennen, Ihre
besten Vorsätze zu untergraben. Er hasst überlegtes Handeln, denn seine einzige Hoffnung auf Futter ist, dass Sie
impulsiv handeln.

Es gibt aber bei einem wohlüberlegten Ernährungsplan, den Sie selbst erstellt haben, überhaupt keinen
Grund für »Schummel-Tage« und/oder »kontrollierte Fressattacken«.

Sie können allerdings »besondere Tage« konzipieren, an
denen Sie sich Dinge anhand bestimmter, fest definierter
Regeln wohlüberlegt erlauben. Eine Regel könnte etwa

lauten: »Schokolade esse ich **nur** sonntags.« Schummeln impliziert aber ein Brechen Ihrer Regeln, und Ihr Vielfraß darf **nie** das Gefühl haben, dass das **je** wieder möglich sein wird!

Sie haben Ihren Ernährungsplan wohlüberlegt für Ihre Gesundheit, Ihr Wohlbefinden und Ihren Genuss entworfen. Wenn Sie unglücklich damit sind, überarbeiten Sie ihn nach den Richtlinien, die wir bereits besprochen haben. Aber ein kurzfristiges kontrolliertes Abweichen ist nichts anderes als der Weg in eine Fressattacke. Und Sie wissen genau, von wem diese liederliche Idee stammt, oder?

Vergessen Sie nicht: Was Sie sich in Ihrem Ernährungsplan ausdrücklich erlauben, ist kein Fraß!

Sie werden nie wieder Schweinefraß anrühren! Sie werden nie wieder völlern.

Schwer erkennbarer Vielfraßschrei Nr. 5 – »Eigentlich gibt es mich gar nicht«

Du weißt schon, dass es in dir eigentlich gar keinen Vielfraß gibt. Deshalb ist all dieser Kram von wegen »Den Vielfraß beherrschen« eigentlich **völliger** Blödsinn. Warum lässt du mich also nicht raus und wir fressen ein wenig? – *Dein Vielfraß*

Wie bereits besprochen gibt es natürlich keinen echten Vielfraß in Ihrem Kopf. Er ist ein Gedankenkonstrukt, dessen Verhältnis zu Ihnen mit dem des evolutionstechnisch jüngeren Neokortex zu dem älteren Hirnstamm vergleichbar ist, der unseren Selbsterhaltungstrieb beheimatet.

Der Vielfraß ist aber nicht nur einfach ein gedankliches Hilfskonstrukt, sondern ein extrem wirkungsvolles Hilfskonstrukt! Unter Umständen ist es sogar die **einzig** gangbare Methode, Ihr Dick-Denkendes-Ich endgültig von Ihnen abzutrennen, das bisher all Ihre Bemühungen sabotiert hat.

Oder nutzen wir noch einmal das Bild der Gesellschaft: Der ständig verfeinerte Gebrauch der Sprache erlaubt es Menschen, ihre Impulse zu steuern und zu kontrollieren, sodass sie in der Gesellschaft funktionieren. Sprache unterscheidet uns vom Affen und ermöglicht uns das Formulieren von Gesetzen, die unser Zusammenleben regeln.

Sprache hat uns den Weg von den Bäumen herab und in eine Gesellschaft ermöglicht, in der nicht das Recht des Stärkeren herrscht.

Die Sprache ist das, was unsere Zivilisation ausmacht.

Nie wieder Fressattacken ist eine Möglichkeit, Ihr Essverhalten mithilfe von Sprache zu kontrollieren und die Idee auszuräumen, wir hätten in Bezug auf schädliche Genüsse keinen freien Willen und keine Verantwortung.

Der Vielfraß möchte nur zu gerne, dass Sie ihn für nicht existent erklären, damit er völlern kann. Ab in den Käfig mit ihm!

Schwer erkennbarer Vielfraßschrei Nr. 6 – »Wir können nur dankbar sein«–Schrei

Wünsche und Bemühungen sind wertlos. Glücklich wird nur, wer lernt zu lieben, was er hat. Und da gibt es natürlich eine total tolle Sache, für die wir dankbar sein können … und das ist Schweinefraß! Lecker! Gib schon her! – *Dein Vielfraß*

Dieser Schrei ist so schwer zu erkennen, weil er eine Halbwahrheit enthält: Für das dankbar zu sein, was wir haben, ist eine wichtige Grundlage für ein erfülltes und zufriedenes Leben. Es bildet den Gegensatz zu Dingen wie Verbitterung, Neid oder Eifersucht auf die Leistungen oder den Besitz anderer.

Aber ohne Wünsche und Sehnsüchte würden wir nie auch nur das Geringste erreichen. Das unbehagliche Gefühl, nicht da zu sein, wo man sein möchte, bringt Menschen ja erst dazu, sich Ziele zu setzen und Pläne zu schmieden.

Ein gesunder Mensch nimmt ein gewisses Maß an Unbehagen in Kauf und nutzt das als Antrieb, etwas zu ändern. Er setzt sich ein Ziel und arbeitet beharrlich darauf hin. Ein gesunder Mensch bewundert andere dafür, dass sie etwas erreicht haben, was er gerne auch erreichen würde – und versucht es ihnen gleichzutun.

Ja, ein gesunder Mensch ist dankbar für das, was er hat, aber diese Dankbarkeit steht nicht dem Streben nach bestimmten Zielen im Weg.

Von dieser gesunden Einstellung weichen Menschen

auf drei verschiedene Arten ab und sie alle spielen dem Vielfraß in die Hände:

- **Abweichung Nr. 1 – Neid und Wut**: Manche Menschen sind von Neid und Wut auf das getrieben, was andere erreicht haben. Sie sind von starker Missgunst geprägt und überzeugt, andere hätten ihren Erfolg nicht verdient. Sie halten ihn für »unfair«. Die anderen haben einfach nur Glück, während sie selbst immer nur Pech haben. Aber sie werden das nicht einfach so hinnehmen! Solche neidischen, wütenden Menschen meinen, sie hätten das Recht zu zerstören, was andere erreicht haben. Sie gönnen ihnen nicht, das Erreichte zu genießen, oder wollen verhindern, dass es überhaupt dazu kommt. Statt nach eigenem Wohlergehen zu streben, setzen sie alles daran, es den anderen »heimzuzahlen«. Und genau diese Haltung fördert das Argument des Vielfraßes, das Einzige, wofür es sich zu leben lohne, sei Völlerei.
- **Abweichung Nr. 2 – Negativität und Depression**: Andere Menschen fangen an, sich selbst zu kasteien. Sie schwelgen in Negativität, Depression und Selbstkritik. Der Vielfraß nutzt dies als Ausrede für sein Argument, Fressen sei das einzig Gute im Leben.
- **Abweichung Nr. 3 – Übertriebene Dankbarkeit**: Die dritte Methode, die Diskrepanz zwischen dem, wo ich bin, und dem, wo ich sein möchte, zu überbrücken, ist übertriebene Dankbarkeit. Und das funktioniert etwa so:

Vergiss all deine großen Ziele. Langfristige Pläne sind doch überflüssig, denn du weißt nie, wann wir mal wieder Tage, Wochen und Monate mit einer ausgewachsenen Fressorgie verbringen. Wir können nur hoffen, dass wir nicht wütend, missgünstig oder negativ werden. Also sollten wir uns darauf besinnen, für das bisschen Leben dankbar zu sein, das wir zwischen unseren Fressphasen noch auf die Reihe bekommen. Schließlich können wir uns immer auf das nächste Fressgelage freuen! – *Dein Vielfraß*

Keine dieser drei Abweichungen ist eine gute Idee.

Dankbar zu sein und Negativität auszuweichen ist wunderbar, aber Ihr Vielfraß möchte, dass Sie sich ausschließlich darauf konzentrieren. Hat er damit Erfolg, nimmt er Ihnen die Motivation für Ihre langfristigen Ziele und den Eifer und die Disziplin, die Sie dafür benötigen. Und da Sie aus seiner Sicht eh nichts erreichen werden, können Sie auch einfach wieder völlern.

Der Vielfraß hasst es, wenn Sie eifrig auf Ihre Ziele hinarbeiten, da er weiß, dass Fressorgien und all die inneren Qualen, die sie begleiten, für Sie immer uninteressanter werden, je näher Sie Ihren Zielen kommen.

Wenn Sie aber überzeugt sind, nie wieder zu völlern, können Sie Ziele erreichen, von denen Sie früher, als der Vielfraß das Sagen hatte, noch nicht einmal zu träumen gewagt haben.

- Hohe Ziele + Planung + Eifer + Beharrlichkeit + Dankbarkeit = Glückliches Leben.
- Nur Dankbarkeit = Sie öffnen den Käfig des Vielfraßes.

Halten Sie dieses innere Fressmonster hinter Schloss und Riegel!

Du hast grad gevöllert. Schäm dich! Dafür wirst du büßen. Du wirst dich für das ganze schlechte Zeug, das du gefressen hast, verabscheuen und wissen, dass du ein schlechter Mensch bist. (Aber zumindest wirst du immer wieder an all die leckeren Sachen denken müssen. Und wenn du dann genug Buße getan hast, können wir auch wieder völlern. Ich kann's kaum erwarten!) – *Herzlichst, Dein Vielfraß*

Es ist ganz natürlich, dass Selbstwertgefühl und Selbstsicherheit einbrechen, wenn Sie Ihr Wort nicht halten, das Sie sich und anderen gegeben haben. Normale, gesunde Schuldgefühle lenken unsere Aufmerksamkeit nur auf Dinge, die wir verbessern sollten. Wenn Sie z.B. erkannt haben, dass eine Fressattacke der Angriff des Vielfraßes war, und sich wieder zu Ihrem Plan bekennen, dann hat Ihr Schuldgefühl einen guten Zweck erfüllt.

Es ist menschlich, Scham- oder Schuldgefühle zu empfinden, wenn wir uns oder andere enttäuschen. Sie dienen als Fingerzeig, unser Verhalten zu überprüfen und Wege zu finden, es besser zu machen. Der Vielfraß will aber, dass Sie Ihre Schuldgefühle aufrechterhalten. Er will, dass Sie sich im Übermaß darauf konzentrieren, damit Sie für Ihre Missetaten mit einer weiteren Fressattacke »bezahlen« müssen.

Für Sie gibt es **nichts**, das eine weitere Fressattacke wert wäre. Der Vielfraß aber würde **jeden** Preis für auch nur den kleinsten Bissen Fraß zahlen. Also versucht er, Ihren Blick zu trüben. Er sagt in Wahrheit:

> Mach dich ruhig selber fertig, wenn du an all das leckere Junkfood denkst. Wenn das der Preis ist, den wir für ein wenig Fraß bezahlen müssen, dann ist das halt so. – *Dein Vielfraß*

Vergessen Sie nicht: Um nicht mehr zu völlern, müssen Sie einfach aufhören zu völlern. Sie müssen sich nicht mit dem Kochlöffel beständig auf den Kopf schlagen, um zu beweisen, dass Sie genug gelitten haben.

> He, was für eine Idee! Warum bestrafen wir uns nicht doppelt für die letzte Fressattacke? Dann haben wir uns schon mal auf Vorrat bestraft und haben eine Fressattacke **frei**! Tolle Idee, Alter[9]!

So treibt Ihr Vielfraß Sie dazu, sich weiter zu bestrafen. Sie müssen keinen Roman über Ihre Fressattacken schreiben und sich auch nicht öffentlich dafür rechtfertigen.

Ja, Sie haben dem Vielfraß erlaubt, Ihre Energie zu nutzen und Ihren Körper mit Fraß zu schädigen. Aber Sie haben den Angriff erkannt (oder den Fehler in Ihrem Ernährungsplan). Sich jetzt in Schuld- und Schamgefühlen zu vergraben ist Zeitverschwendung, denn Sie werden **nie wieder** völlern. Ende.

Ihr Körper erholt sich in ein, zwei Tagen und damit auch Ihre Selbstsicherheit.

Schwer erkennbarer Vielfraßschrei Nr. 8 –
»Du kannst die Kalorien doch abtrainieren«

> Du trainierst einfach so viel, dass wir heute fressen können. Oder vielleicht hast du das schon. Oder wir könnten es morgen tun. Egal wann … es ist lecker. Lass uns fressen! – *Dein Vielfraß*

Eines der idiotischsten Argumente des Vielfraßes lautet, Fressen sei in Ordnung, da am Tag ja noch genügend Zeit sei, die Kalorien abzutrainieren. Oder er schlägt nach dem Sport vor, Sie hätten »es sich verdient«. Aber vielleicht treiben Sie ja auch morgen genug Sport. Oder nächstes Jahr. Oder wenn Sie 99 Jahre alt sind.

> Ja, genauso machen wir das! Lass uns fressen, bis wir 99 sind, und dann trainieren wir alles im letzten Jahr unseres Lebens ab. Klingt nach einem tollen Plan! – *Dein Vielfraß*

Das Problem dabei: Alles, was auch nur um 0,00001 % von Ihrem Ernährungsplan abweicht, vergiftet alles, was Ihnen wichtig ist. Neben Kalorien hat eine Fressattacke viele andere Nebenwirkungen … Müdigkeit, Konzentrationsprobleme bei der Arbeit und das Verlangen, immer mehr zu essen, um Ihren Blutzucker- und Nährstoffspiegel etc. wieder auszugleichen.

Fraß bleibt Fraß und Fressattacke bleibt Fressattacke. Es

ist unerheblich, wie viel Sport Sie heute, morgen oder in den nächsten 99 Jahren treiben werden. Sie werden Fraß ab jetzt in alle Ewigkeit meiden, als sei es Gift. Sie würden ja auch nicht Arsen einnehmen und denken, Sie könnten es später abtrainieren. Warum also sollten Sie es bei Fraß anders halten?

Schwer erkennbarer Vielfraßschrei Nr. 9

> Du musst hin und wieder einfach etwas essen, was nicht auf dem Plan steht, sonst verhungerst du! – *Dein Vielfraß*

Wenn Sie nie wieder Fraß fressen – und das werden Sie nicht –, wird der **Vielfraß** verhungern. Sie werden aufblühen. Ab in den Käfig mit diesem Nimmersatt!

Schwer erkennbarer Vielfraßschrei Nr. 10

> Ich bin doch nicht blöd. Ich bin genauso schlau wie du. Okay, ich gebe zu … ich bin in deinem Kopf. Also musst du meinen weisen, komplexen Argumenten für Fressattacken einfach zuhören. Schließlich könnte ich ja recht haben und du

könntest falschliegen. Außerdem möchtest du mir eigentlich zuhören, um wieder völlern zu können. Komm schon! – *Dein Vielfraß*

Da der Vielfraß ein Produkt unseres Selbsterhaltungstriebs ist, hat er Zugriff auf all unsere intellektuellen Fähigkeiten und wird sie nutzen. Aber es ist **nie** eine gute Idee, ihm zuzuhören.

Sie setzen Ihre Fähigkeiten ein, um Ihre guten Wünsche und Ziele zu erreichen. Der Vielfraß hat nur destruktive Absichten.

Mit dem Vielfraß über den Wert seiner Argumente zu diskutieren ist ähnlich zweckmäßig, wie eine Diskussion mit einem Serienmörder über den Wert seiner Taten zu führen. Sparen Sie sich Ihren Atem für Sinnvolleres auf. Selbst wenn Ihr Diskussionspartner in einem Punkt recht haben sollte, seine Absichten bleiben schlecht!

Der Vielfraß mag nicht blöd sein, aber Sie sollten ihn so behandeln.

Der Vielfraß wird **all** Ihre Intelligenz nutzen, um Sie zur Völlerei zu verleiten. Sein Ziel ist es, Ihre Fähigkeit zu Belohnungsaufschub und bedachter Verhaltenssteuerung auszuschalten. Er möchte, dass Sie sich verhalten wie ein Hund in der Wurstfabrik.

Egal wie schlau Ihr Vielfraß erscheinen mag, sein Ziel ist nicht, eine intellektuelle Diskussion zu gewinnen. Er hat nur ein einziges Ziel: Sie sollen sich wie ein hungriges Tier verhalten.

Wenn Sie den Vielfraß nicht wie einen Idioten behandeln, behandelt er Sie wie einen Idioten!

Es ist dumm, einem Tier die Rechte und Pflichten eines Menschen zu übertragen. Wir geben Hunden ja auch keinen Führerschein (oder das Wahlrecht). Wir lassen sie auch nicht einfach an den Kühlschrank, in die Metzgerei oder den Supermarkt.

Es gibt also keinen Grund, mit dem Vielfraß zu diskutieren. Er ist ein Tier und muss auch immer so behandelt werden!

Schwer erkennbarer Vielfraßschrei Nr. 11

Du warst in letzter Zeit echt gut. Du hast richtig gut auf dich achtgegeben mit diesem »Ab in den Käfig mit dem Vielfraß!«-Programm. Du siehst auch viel besser aus. Du bist also endlich dünn und gesund genug für eine **richtig grandiose Fressattacke!** Wie sieht es aus? Nur du und ich! Lass uns loslegen! Komm schon. Sollen wir? Hm? **Bitte!** – *Dein Vielfraß*

Ich möchte Ihnen zu diesem lächerlichen Schrei eine ernsthafte Frage stellen: Ist Ihr Körper ein großer Mülleimer, in den Sie möglichst viel Müll hineinstopfen möchten? Und ist es Ihre Aufgabe, sofort wieder Müll nachzustopfen, wenn der Mülleimer geleert wurde?

Oder ...

... ist Ihr Körper ein heiliges Gefäß, dazu bestimmt, Sie zu tragen und mit Energie zu versorgen, Ihnen Frieden und Glück zu schenken, damit Sie Ihre Ziele und Träume verwirklichen können?

Sie kennen die Antwort.

Sie kennen auch die Antwort des Vielfraßes.

Sie wissen, was Sie zu tun haben, oder? Ab in den Käfig mit ihm!

Wenn Ihnen das alles noch nicht hilft, diesen albernen Vielfraßschrei abzuwehren, hier noch ein halbes Dutzend anderer Bilder:

- Wenn Sie für jedes Schuljahr, das Sie absolviert haben, eines ausgesetzt hätten, hätten Sie nie einen Abschluss gemacht.
- Wenn man beim Bau eines Hauses immer alles einreißen würde, sobald eine Etage fertiggestellt ist, bekäme man das Haus nie fertig.
- Wenn Sie aufhören würden zu urinieren, sobald Sie ein paar Tropfen herausgepresst haben, würde Ihre Blase irgendwann platzen.
- Wenn Sie beschlössen, jede Nacht aufzustehen, sobald Sie zwei Stunden geschlafen haben, würden Sie schon nach kurzer Zeit unter extremem Schlafentzug leiden.
- Bauten Sie nur eine halbe Brücke und ließen dann Autos darüberfahren, würden diese in den Abgrund stürzen.
- Und wenn Sie Ihren Hund für jedes Geschäft, das er brav draußen erledigt hat, einmal sein Geschäft auf den Teppich machen lassen ... nun ja, werden Sie so schnell keine Gäste mehr haben!

Es gibt Dinge, die man einfach bis zum Ende durchziehen muss, und Ihre Ziele bei Gesundheit und Fitness sollten dabei doch ganz oben auf der Liste stehen.

Eine Sekunde, Alter! Es geht also um Willenskraft, und wir alle wissen, dass man mit Willenskraft allein keine Diät durchhält. Zumindest haben Studien gezeigt, dass wir Willenskraft durch Entscheidungen, die wir über den Tag treffen, und durch Stress aufbrauchen. Siehst du? **Jetzt** hab ich dich erwischt. **Erwischt!** Es ist hoffnungslos, sich auf seine Willenskraft zu verlassen. Du **wirst** wieder völlern. Ich weiß es genau. Und da es sowieso wieder passieren wird, warum also warten? Lass uns reinhauen! – *Dein Vielfraß*

Dies ist ein hinterhältiger Schrei, denn es gibt tatsächlich reichlich Belege dafür, dass uns Willenskraft nur begrenzt zur Verfügung steht. Sich zwischen zwei rivalisierenden Alternativen zu entscheiden (wie zwischen Junkfood und gesundem Essen), ist harte mentale Arbeit. Je länger der Tag dauert und je mehr wir durch Stress erschöpft sind, desto schlechtere Entscheidungen treffen wir. Anscheinend können wir pro Tag nur eine begrenzte Anzahl guter Entscheidungen fällen.

Auf den ersten Blick mag es so erscheinen, als müsse die Willenskraft irgendwann versagen und nie mehr zu völlern bliebe ewig ein Traum. Betrachtet man diese Erkenntnisse aber in ihrem wissenschaftlichen Kontext, entlarvt sich der Vielfraßschrei.

Der Schlüssel liegt darin zu erkennen, dass man nur

Willenskraft benötigt, wenn es wirklich eine Alternative gibt. Aber wenn es eigentlich nur eine Wahl gibt, weil die Alternative irrsinnig ist, kostet die Entscheidung auch keine Mühe.

Sie glauben mir nicht? Nun gut! Dann ist es Zeit für ein weiteres Gedankenspiel: Wie viel Willenskraft hat es Sie heute gekostet, **nicht** die Bank zu überfallen? Haben Sie sich mit der Entscheidung lange quälen müssen? Oder haben Sie Angst davor, irgendwann, wenn Sie extrem müde und gestresst sind, nicht mehr die Willenskraft dazu aufzubringen, auch wenn es heute geklappt hat?

Natürlich nicht!

Warum?

Weil Sie **kein** Bankräuber sind.

Sie rauben **nie** Banken aus. Es kostet Sie also keine Mühe, einfach an der Bank vorbeizugehen. Unbewusst haben Sie aus Prinzip die Entscheidung getroffen, **kein** Bankräuber zu sein. Bankräuber sein **liegt Ihnen nicht**, also kostet es Sie auch **nie** Mühe, der Verlockung eines Banküberfalls zu widerstehen, egal wie gestresst Sie sein mögen oder wie es gerade um Ihre Willenskraft bestellt ist. Warum? Weil Sie ein braver Bürger sind und es Ihnen **nie** in den Sinn käme, eine Bank zu überfallen.

Ich weiß, dieses Beispiel ist etwas übertrieben. Hier also eine alltäglichere Situation: Müssen Sie sich in Läden ständig zusammenreißen, um nicht das Trinkgeld-Sparschwein von der Theke mitgehen zu lassen … selbst wenn Sie sicher sind, dass niemand Sie beobachtet?

Sehen Sie, worauf ich hinauswill? Der Punkt ist, dass es Sie keine Mühe kostet, weil es Ihnen nicht entspricht, Sie sich also praktisch von Natur aus geschworen haben, so etwas **nie** zu tun. Dies ist eine Linie, die Sie nie überschreiten.

Die Entscheidung, **welche Art von Mensch Sie sind oder werden möchten,** ist also viel wichtiger als Ihre Willenskraft.

Es ist eine Frage des Charakters.

Bei den **bedingt erlaubten Dingen** in Ihrem Ernährungsplan wird es allerdings etwas komplizierter. Aber nur ein bisschen, denn jede Bedingung lässt sich ganz schnell in eine **Nie-Regel** umwandeln.

Zum Beispiel: »Ich esse Laugenbrezeln nur im Fußballstadion« lässt sich einfach umwandeln in »Ich esse Laugenbrezeln **nie** außerhalb des Fußballstadions«. »Am Wochenende darf ich so viele Kalorien essen, wie ich will« wird zu »In der Woche esse ich **nie** mehr als 2750 Kalorien pro Tag«.

Auch **Immer-Regeln** lassen sich in **Nie-Regeln** verwandeln: Aus »Ich trinke jeden Morgen nach dem Aufstehen ein Glas Wasser« wird »Ich gehe morgens **nie** aus dem Schlafzimmer, bevor ich nicht ein Glas Wasser getrunken habe«.

Verstehen Sie, was ich meine?

Der Trick ist also, jede Regel in Ihrem Ernährungsplan so eindeutig wie möglich zu formulieren. Wenn Sie »klar definierte« Grenzen haben, benötigen Sie keine Willenskraft, sich an Ihre Regeln zu halten.

Nur wenn Sie die Begierden des Vielfraßes als echte Alternativen anerkennen, benötigen Sie Willenskraft, um ihnen zu widerstehen.

Schwer erkennbarer Vielfraßschrei Nr. 13 – »Nur noch ein letztes Mal«

Dieser Schrei ist den meisten Menschen vertraut. »Nur noch ein letztes Mal«, sagt Ihr Vielfraß. »Morgen fangen wir wirklich wieder an … also warum nicht? Lass uns bitte völlern!«

Denken Sie an die Redensart »Wenn man ihm den kleinen Finger reicht, nimmt er gleich die ganze Hand«, denn genau das führt Ihr Vielfraß im Schilde! Deshalb müssen Sie sich **immer** für Ihre Gesundheit entscheiden. Jeder Bissen zählt.

Wir geben nie nach. **Niemals!** Entscheiden Sie sich in jeder Sekunde für Ihre Gesundheit.

Schwer erkennbarer Vielfraßschrei Nr. 14 – »Deine Gelüste werden dich für immer quälen«

Menschen, die damit beginnen, ihren Vielfraß einzusperren, hören oft diesen lauten Schrei, ihr Leben werde ab jetzt nur noch aus Elend und Trübsal bestehen, weil sie nun unablässig von Gelüsten gequält würden!

Hier rettet uns aber das wissenschaftlich erwiesene Prinzip der neuronalen Plastizität. Kurz zusammengefasst besagt es: Synapsen, die zusammen feuern, verbinden sich auch [»What fires together, wires together« (Hebb'sche Lernregel); www.gehirnlernen.de/gehirn/plastizität (abgerufen am 30. April 2020); Anm. d. Red.].

Wenn Sie Ihrem Vielfraß also seinen Fraß lange genug

entziehen – und Ihren Körper mit möglichst gesunden Dingen ausgewogen ernähren –, wird Ihr Gehirn neue Verbindungen aufbauen und es wird Sie nach gesunden Dingen gelüsten.

So ging es mir beispielsweise, als ich der Schokolade entsagt habe. Aber denken Sie daran, Sie müssen nicht auf Schokolade verzichten, dies ist nur mein Beispiel:

Mein Vielfraß bestand darauf, mein Verlangen nach Schokolade würde ewig unerträglich bleiben. Und tatsächlich wurde mein Verlangen nach Schokolade erst einmal immer stärker. Stärker, als ich es je erlebt hatte. Aber da begriff ich endlich, wie »Nie wieder Fressattacken« wirklich funktioniert, und sagte meinem Vielfraß, ich wäre **bereit,** alles auszuhalten. Und plötzlich passierte etwas Wunderbares.

Das Verlangen ließ nach. Erst trat es seltener auf …

… dann wurde es schwächer …

… um schließlich nach 6–8 Wochen praktisch ganz zu verschwinden.

Inzwischen lebe ich seit einigen Jahren ganz ohne Schokolade (und aus den zuvor genannten Gründen erinnere ich mich auch nicht an das letzte Mal). Ich erinnere mich noch nicht einmal mehr, wie sie schmeckt. Ich **möchte** es auch gar nicht. Ich bin so selig, dieses Verlangen los zu sein, und weiß, dass schon der kleinste Bissen meinen Vielfraß wieder aufwecken würde.

Und mein Vielfraß schreit praktisch so gut wie **gar nicht mehr** nach Schokolade!

Was ich sagen will, ist, dass die Behauptung Ihres Vielfraßes, Ihr Verlangen würde Sie nun ein Leben lang quälen, schlicht falsch ist. Sie sind für diesen Schrei noch anfällig, weil Sie noch nicht lange genug entsagt haben. Ihr Gehirn hatte noch nicht genug Zeit, sich so zu verdrahten, wie es von der Natur eigentlich gedacht ist.

Aber jetzt haben Sie ja die *Nie wieder Fressattacken*-Methode, die Ihnen über diese Hürde hilft. Und die ist **viel** niedriger, als Ihr Vielfraß Sie glauben machen will (so lange Sie ihn nicht mit Fraß stärken … ansonsten müssen Sie leider wieder von vorn beginnen).

Schwer erkennbarer Vielfraßschrei Nr. 15 – »Du gewinnst, aber ich erwische dich später auf jeden Fall noch«

Wenn ich mit Klienten arbeite und ihnen helfe, alle Schreie des Vielfraßes zu erkennen, mit denen er sie verführen will, gelangen wir irgendwann an den Punkt, an dem sie recht sicher sind, **jetzt** nicht zu völlern. Aber ihr Vielfraß hat sie davon überzeugt, dass sie **irgendwann später** wieder völlern werden, sei es morgen, nächste Woche, auf einer Party, im Urlaub, in ein paar Monaten, wenn sie zu hungrig, wütend, einsam oder müde sind oder emotional zu aufgewühlt oder was auch immer.

Das Schöne ist aber, Ihr Vielfraß hat keine Zeitmaschine. Eine Fressattacke können Sie aber immer nur **hier und jetzt** haben. Jeder Zeitpunkt in der Zukunft wird dann Gegenwart sein. Auch da Sie dies lesen und an diese Stelle in diesem Satz kommen, sind Sie im **Hier und Jetzt**. Und schon wieder ist **jetzt**, und **jetzt** schon wieder.

Das ist so enorm wichtig, da Sie nur **jetzt** keine Fressattacke haben müssen, um **nie wieder** eine Fressattacke zu haben. Da aber **immer hier und jetzt** ist, wird »Nie wieder Fressattacken« zu »Bis in alle Ewigkeit«!

Diese Argumentation mag seltsam erscheinen, sie hilft aber, die vom Vielfraß mit dem »Später«-Schrei erzeugte Unsicherheit zu überwinden. Witzigerweise ist das alles, was man braucht, um den Vielfraß zu besiegen.

Bitte beachten Sie, dass »Ich werde jetzt keine Fressattacke haben, also werde ich **nie wieder eine Fressattacke** haben« etwas anderes ist als die Tag-für-Tag-Philosophie des Zwölf-Schritte-Programms [Das Zwölf-Schritte-Programm bezieht sich auf die Anonymen Alkoholiker; Anm. d. Red.]. »Tag-für-Tag« impliziert: »Ich könnte morgen wieder fressen, ich kann immer nur heute kontrollieren.« Dahinter steht aber der Gedanke der Machtlosigkeit.

»Ich werde jetzt keine Fressattacke haben, also werde ich nie wieder eine Fressattacke haben« basiert aber auf dem Gedanken, dass wir sehr wohl die Macht haben.

Sie haben die Kontrolle und können selbstsicher verkünden, dass Sie **nie wieder eine Fressattacke** haben werden. Sie sind kein armes, krankes Wesen, das immer nur auf »einen weiteren Tag« Abstinenz hoffen darf und glaubt, Rückfälle seien einfach Teil des Heilungsprozesses.

Ihr Vielfraß besitzt keine Zeitmaschine, und alles, was Sie sich merken müssen, ist, dass Sie »jetzt keine Fressattacke« haben werden. Das ist alles.

Schwer erkennbarer Vielfraßschrei Nr. 16 –
»Es war immer so, also wird es
auch in Zukunft so sein«

Früher mögen Sie Ihrem Vielfraß irgendwann nachgegeben haben. Aber Ihre Vergangenheit bestimmt nicht über Ihre Zukunft. Wenn wir auf ewig verdammt wären, unsere Vergangenheit zu wiederholen, wäre Lernen unmöglich. Aber wir wissen, dass das nicht stimmt. Wissenschaft, Literatur, Ethik, Mathematik, all das entwickelt sich beständig weiter. Der Mensch ist die reinste Lernmaschine.

Oder um einen Gedanken von Wayne Dyer einzubringen: »Auch wenn du im Motorboot mit 80 km/h über einen See rast und deine Heckwelle nur in eine Richtung weist, sagt das nichts über deine Fähigkeit aus, das Steuer herumzureißen.«

Reißen Sie also einfach das Steuer herum, und sperren Sie den Vielfraß ein!

12
Disziplin vs. Reue

Jim Rohn hat einmal gesagt: »Ein Leben der Disziplin ist besser als ein Leben der Reue.« Aber Ihr Vielfraß sieht das ganz anders. Er möchte, dass Sie Disziplin als Freiheitsverlust verstehen, obwohl das Gegenteil der Fall ist.

Die meisten Menschen erinnern sich an das Gefühl der Freiheit, als sie ihren Führerschein bekommen haben und endlich fahren konnten, wohin sie wollten. Sie waren nicht länger auf andere angewiesen.

Dieselben Menschen vergessen aber, dass sie zuvor erst eine Reihe von Fähigkeiten erwerben mussten. Sie mussten die Verkehrsregeln lernen, eine bestimmte Anzahl an Fahrstunden mit ihrem Fahrlehrer absolvieren und eine schriftliche Prüfung bestehen. Erst dann konnten sie in die Fahrprüfung gehen.

Nur derjenige darf anschließend ein Auto fahren, der bewiesen hat, dass er die Regeln wirklich beherrscht. Die Beherrschung von Regeln und Disziplin erweitert unsere Freiheit und schränkt sie nicht etwa ein!

Anders gesagt: Freiheit ist nicht kostenlos! Sie ist nur für diejenigen, die bereit sind, den Preis zu bezahlen.

Ihr Vielfraß behauptet, dass Sie Ihre Freiheit mit einem disziplinierten Essensplan aufgeben, dabei ist Disziplin der Preis der Freiheit. Ohne Disziplin werden Sie nie die Freiheit haben:

- ohne Schuldgefühle zu essen,
- in Ihrem Traumkörper zu leben,

- mit einem Minimum an ernährungsbedingten Erkrankungen zu leben,
- die Energie zu spüren, die nur ein gut ernährter Körper liefern kann,
- auf Ihre Fähigkeit zu vertrauen, Ihre eigenen Impulse im Griff zu haben,
- zu entscheiden, was Sie wann und wo essen,
- immer wichtigere Ziele zu erreichen und sicher zu sein, die Disziplin zu haben, bis zum Erfolg durchzuhalten.

Ein disziplinierter Ernährungsplan beschränkt Ihre Freiheit nicht, er vergrößert sie um ein Hundertfaches. Es ist der Vielfraß, der Ihnen die Freiheit nehmen will. Ginge es nach ihm, wären Sie nicht mehr als ein Sklave seiner Impulse ohne jede Aussicht auf Freiheit.

Es ist Ihr Vielfraß, der den Gegensatz von Freiheit und Disziplin überhaupt erst konstruiert. Als ob Sie sich zwischen den beiden entscheiden müssten, wenn es in Wirklichkeit ohne Disziplin keine Freiheit gibt.

Die wirkliche Frage ist, ob Sie ein Leben der Disziplin gegen ein Leben der Reue tauschen wollen. Das ist dann doch wirklich keine echte Wahl, oder?

Sie wissen, was Sie zu tun haben – sperren Sie den Vielfraß ein!

13
Die Psychologie der Fressattacke und der Besessenheit vom Essen

Als ich vor vielen Jahren die Esssucht zu erforschen begann, schrieb ich ein Buch auf der Grundlage einer selbst finanzierten Studie mit über 40 000 Teilnehmern zur Beziehung zwischen Persönlichkeit und Vorlieben bei Fressattacken.

Ein paar Jahre später entwickelten meine Frau und ich die Webseite *EmotionalEatingSecrets.com*[10].

Damals glaubte ich fest, dass eine tiefe Analyse der persönlichen Psychologie die Gründe für Essstörungen umfassend erklären könnte. Ich hielt diese Einsichten sogar für unerlässlich, um den Betroffenen zu helfen.

Heute, viele Jahre später, weiß ich, dass ich komplett falschlag!

Es mag faszinierend und wissenschaftlich wertvoll sein zu wissen, warum Ihr Vielfraß Schokolade und Pizza liebt, während die Vielfraße anderer auf Donuts und Kartoffelchips stehen, warum Sie Ihr Fressmonster im Privaten fressen lassen, während andere Gesellschaft suchen, warum Ärger bei manchen zu Fressattacken führt, während es bei anderen die Einsamkeit ist usw.

Aber der Gedanke, dass man diese Fragen beantworten

müsste, bevor man mit dem Völlern aufhören kann, ist ein Schrei des Vielfraßes. Er sagt:

> Du weißt, dass Mama und Papa uns nicht genug lieb haben. Sie haben einige schlimme Dinge gesagt und getan. Jeder verdient doch Liebe, oder? Was soll's, dann müssen wir halt völlern, um das große Loch zu füllen, das Mama und Papa in uns hinterlassen haben. Wenigstens sind jetzt **alle** tragischen Ereignisse in deiner Vergangenheit ans Licht gekommen und wir können uns einen schönen Ersatz für die Liebe suchen, die uns gefehlt hat. Ich weiß, ich weiß, Schweinefraß kann Mamas und Papas Liebe nicht ersetzen, aber er schmeckt wirklich gut. Schade eigentlich. Lass uns reinhauen!!! – *Dein Vielfraß*

Oder auch so:

> Dein Leben ist so voller Stress und unsere Nächsten unterstützen unsere Ziele und Träume nicht mal ansatzweise. Alles, was uns bleibt, ist dieser Fraß. Vielleicht können wir mit dem Fressen aufhören, wenn wir weniger Stress haben oder besser damit umgehen können. Aber bis dahin **müssen** wir einfach völlern, um klarzukommen. Ooooooooh, lecker!!!! – *Dein Vielfraß*

Verstehen Sie mich bitte nicht falsch: Ich bin absolut für psychologische und spirituelle Nabelschau. Es ist sogar mit ein Grund dafür, dass ich ein so sinnerfülltes Leben führe, denn ich habe viele Jahre lang mithilfe von Therapeuten, Coaches und Mentoren meine eigenen Gedanken, Gefühle und Erfahrungen analysiert. Ich wollte das nicht missen.

Es hat **aber absolut nichts** mit Ihrer Fähigkeit zu tun, nicht mehr zu völlern.

Das ist ein so lächerlich einfaches Konzept, dass man es eigentlich nicht extra aufschreiben müsste, aber dank unserer verwirrenden Kultur ist es wohl doch nötig.

> Sie müssen nicht wissen, warum Sie fressen. Sie müssen nur damit aufhören.

Es spielt keine Rolle, dass in der vierten Klasse niemand zu Ihrer Party gekommen ist, dass Sie Ihre Mutti in Unterwäsche gesehen haben oder dass Ihr Opa vergessen hat, Sie vom Kindergarten abzuholen, als Sie fünf waren.

Sie wissen, wie man sich gesund ernährt.

Sie wissen, wie man einen unzweideutigen Ernährungsplan verfasst und aufgrund vernünftiger Überlegungen zwischen kurz- und langfristiger Belohnung und Gesundheit abwägt.

Sie wissen, was eine Fressattacke ist und was nicht. Hören Sie also einfach auf zu fressen.

Ein für alle Mal.

Selbst wenn ein geliebter Mensch plötzlich stirbt.

Selbst wenn Sie sich zu Recht einsam, entfremdet, wütend, deprimiert, ängstlich und/oder hoffnungslos gestresst fühlen.

Fressen Sie einfach nie wieder!

Wenn Sie jetzt analysieren wollen, warum Sie überhaupt so anfällig für Fressattacken waren, schön und gut. Nur zu!

Aber Sie müssen nicht erst auf eine überzeugende Antwort warten, um nicht mehr zu völlern. Sie brauchen keinen Hirnklempner, um mit dem Fressen aufzuhören.

Ziehen Sie einfach felsenfeste Grenzen, und hören Sie auf.

Das ist alles, was Sie über die Psychologie der Fressattacken wissen müssen.

Es ist **wirklich** so einfach.

Während Fressattacken oft mit emotionalen Erfahrungen in Zusammenhang gebracht (und damit zum perfekten Ausgangspunkt für Selbstfindungsversuche) werden, veranlassen sie Sie **nicht** zum Völlern!

Der Gedanke, dass emotionale Verunsicherung Fressattacken auslöst, ist tatsächlich sogar schädlich, weil er dem Vielfraß einen Freibrief zum Völlern gibt, bis diese Verunsicherung vorbei und/oder vollständig verstanden ist.

Das sagt immerhin jemand mit einem Abschluss in Psychologie (der in einer Familie von Psychologen und Therapeuten aufgewachsen ist und sich selbst immer noch und vorwiegend als Psychologe begreift), ich sage das also nicht leichthin!

Das Völlern verwandelt Sie in ein wildes Tier. Es lehnt die Regeln der Menschlichkeit ab und versetzt Sie in den Dschungel mit seinem brutalen, chaotischen und kurzen Leben zurück.

Völlern zerstört Ihren Geist.

Verschwenden Sie nicht Jahre auf die Frage, **warum** Sie völlern, bevor Sie aufhören. Hören Sie einfach auf.

Bestehen Sie auf der Überlegenheit des menschlichen Geistes über unsere tierische Natur, damit Sie Ihre Träume erfüllen und Ihre Erfahrung an geliebte Menschen weitergeben können.

Das bringt mich zu einem letzten Gedanken über die Psychologie des Völlerns.

Es ist keine abgemachte Sache, dass Widrigkeiten in der Kindheit einen Menschen dauerhaft traumatisieren und zur zwanghaften Selbstzerstörung treiben. Widrigkeiten können sogar ganz im Gegenteil den Charakter stärken **und** entschlossen machen, die erfahrenen Demütigungen zu richten.

Ja, es gibt Opfer von Kindesmissbrauch, die später Drogen nehmen oder ernsthafte Essstörungen entwickeln. Es gibt auch Opfer, die den Missbrauch an ihre eigenen Kinder weitergeben.

Es gibt aber auch Menschen, die sich zu unfassbar guten Seelen entwickeln und leidenschaftlich anderen helfen, die Ähnliches durchgemacht haben.

Wir alle müssen uns im Leben entscheiden, ob wir heilen oder uns rächen.

Völlerei gehört zur Vergeltung.

Ihre Entscheidung, nie wieder zu völlern, führt Sie auf den Königsweg zur Vergebung und Gesundung.

Wenn Sie alles genießen wollen, was das Leben zu bieten hat, sperren Sie den Vielfraß ein!

Noch eine wichtige Anmerkung
Selbst wenn Sie nicht wissen müssen, warum Sie fressen, um damit aufzuhören, und selbst wenn Sie das alleine schaffen **können** … lässt sich die *Nie wieder Fressattacken*-Methode schneller (und erfolgreicher) mithilfe in der

Methode geschulter und/oder erfahrener Menschen umsetzen.

Deshalb biete ich auf meiner Webseite ein Coaching-Programm an. Wir können Ihnen helfen, Ihren Ernährungsplan auf Ihre Bedürfnisse zuzuschneiden, egal wie viel Sie reisen, wie oft Sie zum Essen ausgehen, unter wie viel Stress Sie stehen, wie viele Kinder und/oder unkooperative Ehepartner Sie haben ... selbst mitten in der Nacht, am Wochenende oder wenn Ihre Emotionen völlig aus der Bahn geraten.

14
Ein radikaler Blick auf Schuldgefühle

Wir haben bisher immer wieder darüber gesprochen, wie Sie Ihren Vielfraß so schwächen, dass Sie dieses Buch überhaupt lesen können. Hier möchte ich Sie nun beruhigen, sollten Sie Schuld- und Schamgefühle wegen eines Fehltritts empfinden.

Ich habe viele Menschen getroffen, die der Ansatz *Nie wieder Fressattacken* sehr anspricht, die ihn aber nicht umsetzen, weil sie Angst vor den unvermeidlichen Schuldgefühlen nach einer Fressattacke haben. Wenn Sie bisher aufgepasst haben, werden Sie das sofort als Vielfraßschrei erkennen:

> Halte dich gar nicht erst mit einem Ernährungsplan auf, weil du den nie perfekt hinbekommst. Ich werde dich schlagen und dir schreckliche Schuldgefühle machen, warum willst du es also überhaupt versuchen? Komm schon, was soll der Unsinn? Lass uns fressen!!! – *Liebe Grüße, Dein Vielfraß*

Ihr Nimmersatt plant nämlich Ihr **Versagen,** aber **Sie** planen Ihren **Erfolg.**

Denken Sie immer daran, und ignorieren Sie den Widerling.

Die natürliche Funktion von Schuld und Scham besteht darin, Ihre Aufmerksamkeit auf ein Verhalten zu lenken, damit Sie es korrigieren können. Wenn Sie also hundertprozentig entschlossen sind, nie wieder zu fressen, gibt es **keinen** Grund, an Schuld- und Schamgefühlen festzuhalten.

Schuld und Scham über Fressattacken sind unangenehme Empfindungen, die sich schnell auflösen, wenn man nicht vorhat, erneut zu völlern. So wie der Schmerz, der uns hilft zu lernen, wenn wir uns die Finger an der Herdplatte verbrannt haben, gehen auch diese Gefühle schnell vorbei, sobald wir gelernt haben.

Sie müssen nicht einen Monat rumlaufen und sich selber beschimpfen, weil Sie auf die Herdplatte gefasst haben, sagen Sie einfach »Das mache ich nie wieder«. Sobald Sie diesen Entschluss gefasst haben, können Sie sich selbst verzeihen.

Unglücklicherweise ist die Psychologie in ihrem Versuch zu weit gegangen, uns Schuld- und Schamgefühle auszutreiben, die uns in früheren Zeiten für unsere naturgegebenen Empfindungen (vor allem Sexualität und Wut) eingepflanzt wurden.

Heute gilt es als allgemein anerkannt, dass wir diese Emotionen vollständig auslöschen sollten.

Das ist aber ebenfalls alles andere als gesund.

Wir sollten uns eigentlich schuldig fühlen **wollen**, wenn wir unsere Versprechen brechen, denn sonst hätten wir ja keine Motivation, uns zu ändern, und machten unser Wort bedeutungslos.

Wir müssen aber auch bereit sein, diese unangenehmen Emotionen loszulassen, sobald wir analysiert haben, was schiefgelaufen ist, und uns verpflichtet haben, es in Zukunft besser zu machen.

Wenn wir uns an Schuld- und Schamgefühle für einen erkannten und korrigierten Fehler klammern, ist das ein Plan des Vielfraßes auf dem Weg zur nächsten Fressattacke.

Lassen Sie sich vom Vielfraß keine Angst für Schuldgefühle einreden. Auf eine heiße Herdplatte fassen tut weh …

… Ernährungsfehler tun weh …

… aber wenn Sie ein Mensch sind, der hinterher noch atmet, besitzen Sie die erstaunlich starke Fähigkeit, sich zu fangen und den Fehler hinter sich zu lassen.

Sperren Sie den Vielfraß ein, und beobachten Sie, wie schnell er an Macht verliert!

15
»Unbewusstes« Völlern

Der Vielfraß hat es am liebsten, wenn wir seine Aktivitäten überhaupt nicht bemerken, weil er weiß, dass wir sonst verrückt sein müssten, ihm die Kontrolle zu überlassen! Aus diesem Grund berichten viele Menschen von einem »unbewussten« Gefühl während einer Fressattacke, fast als hätte ein anderes Wesen übernommen. Bei manchen hat dieser Zustand angeblich sogar über Wochen oder Monate angehalten und sie sind einfach mit Übergewicht und Schuldgefühlen wieder »aufgewacht«.

Es wäre aber aufrichtiger und hilfreicher zu sagen, dass wir uns bewusst entschieden haben, nicht über unsere Fressattacke nachzudenken. Wir haben nicht hingeschaut, sodass der Vielfraß zuschlagen konnte. Wir lagen **nicht** im Koma, als er das gemacht hat!

Um das klarzustellen: Wenn ich Sie unmittelbar nach einer Fressattacke interviewte, könnten Sie vermutlich präzise beschreiben, was da gerade passiert ist. Wir könnten genau nachvollziehen, was Sie gegessen haben, welche Marken Sie gekauft haben, wie die Verpackungen aussahen, wie viel Sie dafür bezahlt haben, wo Sie gekauft haben, wie die Kassiererin aussah, was noch in den Gängen stand, in denen Sie den Fraß gefunden haben, wie Sie entschieden haben, was Sie kaufen, wie viel Sie sich in den Einkaufswagen (oder auf die Arme) geladen haben … Wenn wir uns wirklich anstrengen, könnten wir sogar die Gedanken rekonstruieren, die Sie zum Einkauf geführt haben.

Der Videorekorder in Ihrem Kopf hat alles aufgezeichnet … Sie wollten währenddessen bloß nicht zuschauen.

Dieses Verhalten ist ganz natürlich, weil es für einen rationalen, bewussten Menschen unerträglich ist, den eigenen Kontrollverlust zu akzeptieren, aber es ist wichtig, es festzuhalten.

Das Konstrukt vom unbewussten Handeln mag vor Schuld- und Schamgefühlen schützen, aber es hat einen hohen Preis.

Wenn Sie glauben, der Vielfraß könne Sie bewusstlos schlagen, um dann freie Hand zu haben, geben Sie Ihren freien Willen und Ihre Verantwortung auf. Dieser Glaube nimmt Ihnen jede Handlungsfreiheit und die Fähigkeit, Ihr Wort zu halten.

Es ist schließlich Ihr Wort, das Ihnen erlaubt, Ziele zu setzen und zu erreichen …

… die Dinge zu verwirklichen, die Sie sich erträumen …

… Ihren Liebsten gegenüber aufrichtig zu sein …

… und genau der Mensch zu sein, der Sie sein wollen.

Denken Sie daran: Sie können und sollen Schuld und Scham hinter sich lassen, sobald Sie die Vielfraßschreie analysiert, Ihren Ernährungsplan korrigiert (wenn nötig) und sich erneut felsenfest verpflichtet haben.

Sie brauchen das schräge Feigenblatt der »psychologischen Narkose« nicht für Ihre vergangenen Fehltritte. Sie werden einfach nie wieder völlern, also können Sie auch die Verantwortung für Ihre bisherigen Entscheidungen übernehmen.

So weiß der Vielfraß, dass Sie immer aufpassen …

… und ihn in die Schranken weisen, sobald er auch nur daran denkt, aus der Reihe zu tanzen.

16
Ihre neue beste Freundin

Ich möchte Ihnen Ihre neue beste Freundin vorstellen: die Badezimmerwaage.

»Die verdammte Waage? Wollen Sie mich verarschen?!? Sie wollen wirklich dieses Ding über unser Leben entscheiden lassen? Wir brauchen keine bescheuerte Waage! Wir brauchen nur in den Spiegel zu schauen, um zu wissen, wie viel wir wiegen. Abgesehen davon macht es **keinen Spaß**, Fraß zu essen und sich dann am nächsten Tag zu wiegen. Oh, lecker Schweinefraß! Her damit!«

Wissen ist Macht und es ist immer besser zu wissen, als nicht zu wissen.

Stephen Covey schreibt, dass ein Passagierflugzeug auf dem Flug von New York nach Los Angeles 99 Prozent der Zeit neben dem korrekten Kurs liegt, aber trotzdem jedes Mal am Ziel ankommt! Wie? Die Piloten behalten während des Flugs beständig die Instrumente im Blick und nehmen kleine Korrekturen vor.

Was wissen Piloten, das unserem Vielfraß echte Angst macht?

Es ist **viel einfacher**, während der Reise Dutzende oder vielleicht sogar Hunderte winzige Korrekturen vorzunehmen, als die Rückmeldungen zu ignorieren und das Ziel um Tausende Kilometer zu verfehlen!

Stellen Sie sich Ihre Waage als eines dieser Navigationsinstrumente vor, und achten Sie jeden Morgen auf ihre Meldungen. Interpretieren Sie die Daten objektiv, und passen Sie Ernährung und Bewegung entsprechend an. So einfach ist das.

Ihr Vielfraß hat natürlich andere Pläne.

Wie Ihr Vielfraß Sie vom täglichen Wiegen abhält

Vielfraßschrei	Gesunder Gedanke
Es gibt viel zu viele Faktoren, die dein Gewicht am Morgen beeinflussen. Wie viel Salz hattest du gestern? Wie spät hast du noch gegessen? Hast du dich bewegt? Wann? Warst du heute Morgen auf der Toilette? War das Geschäft groß genug? Hast du wirklich die Blase entleert? Was hattest du zum Abendessen? Hast du deine Periode? Vielleicht sollten wir noch ein bisschen länger versuchen, uns komplett zu entleeren? Moment – dafür haben wir keine Zeit. (Wir haben aber definitiv Zeit für Fraß … Lecker!!!)	Statistiker werden Ihnen sagen, dass Sie Hunderte Messvorgänge brauchen, um die wirkliche Auswirkung jedes einzelnen dieser Faktoren zu bestimmen. Indem er Sie davon abhält, regelmäßig auf die Waage zu steigen, nimmt Ihr Vielfraß Ihnen die Möglichkeit, Trends in Ihrer Gewichtsentwicklung zu erkennen. Das einzelne Wiegeergebnis sagt nämlich nicht viel aus, es kommt vielmehr auf den Trend an. Was zählt, ist, wie sich Ihr Durchschnittsgewicht über die Monate hinweg verändert, und es gibt keine Möglichkeit, das festzustellen, wenn Sie sich nicht regelmäßig wiegen.

Wenn du dich direkt nach einer Fressattacke wiegst und siehst, dass du nur ein Pfund zugenommen hast, ermutigt dich das doch weiterzumachen. Du musst die Folgen unserer Fressattacken sich ansammeln lassen, damit du vielleicht irgendwann die Wahrheit erkennst, aber bis dahin können wir doch noch ein bisschen fressen, nicht wahr?!?

Ihr Vielfraß will dafür sorgen, dass Sie die kleinen Zunahmen nicht bemerken und stoppen. Er will Sie im Ungewissen lassen, bis die Gewichtszunahme absolut nicht mehr zu ignorieren ist, um möglichst viel fressen zu können. Armer Vielfraß. Wiegen Sie sich regelmäßig, und sperren Sie den Vielfraß ein!

Das angezeigte Gewicht ist nur eine Zahl. Soll die dich wirklich definieren? Wollen wir wirklich jeden Tag hingucken und uns schlecht fühlen?

Ihre Hypothekenschuld ist auch nur eine Zahl, aber wenn Sie sie ignorieren, nimmt die Bank Ihnen Ihr Haus weg. Das Tempolimit ist auch nur eine Zahl, aber wenn Sie es ignorieren, kann das teuer werden.
Diese Zahlen existieren nämlich, ob Sie sie beachten oder nicht. Die Waage beherrscht Sie nur, wenn Sie nicht hinsehen. Indem Sie hinschauen, übernehmen Sie die Kontrolle und verweisen die Waage in die Schranken.

Was ist mit Körperfett? Du hast Gewichte gestemmt, viel Sport getrieben usw., und das zeigt sich nicht auf der Waage. Du müsstest mehr wiegen, weil du viel Muskelmasse aufgebaut hast!

Es ist sehr schwer, mehr als ein Pfund Muskelmasse im Monat aufzubauen. Vielleicht gelingt es Ihnen, in einem Jahr 15 Pfund Muskeln zuzulegen. Aber wenn Sie einen Haufen Fett zu verlieren haben und ihn auch wirklich verlieren, wird dieser Verlust den Zuwachs an Muskelmasse vermutlich um den Faktor 4 übersteigen. Die meisten Bodybuilder werden Ihnen auch bestätigen, dass es sehr schwer ist, abzunehmen und gleichzeitig Muskeln aufzubauen. Wenn Ihr Ernährungsplan wirklich Fett verbrennt und Sie sich regelmäßig wiegen, sollte Ihre Waage einen wöchentlichen (oder zumindest monatlichen) Trend nach unten zeigen. Wenn nicht, ist das nicht schlimm. Das heißt nur, dass es Zeit für eine Anpassung des Plans ist.

Du kannst dich nicht davon verrückt machen lassen, was die Waage anzeigt. Du willst doch auch dein Leben leben, oder?

Sie können auch nicht die ganze Zeit mit starr auf den Tacho geheftetem Blick Auto fahren. Er ist halt eines der Dinge, die Sie während der Fahrt checken. Wir werden aber nicht hingehen und den Tacho abkleben und so tun, als existiere er nicht, oder? Die Waage ist nur ein weiterer Messpunkt, den Sie am Morgen überprüfen und der Ihnen durch den Tag hilft. Sie sind nicht von ihr besessen, aber Sie ignorieren sie auch nicht.

Wenn die Waage gute Zahlen liefert, können wir doch wieder völlern.	Ihr Vielfraß will, dass Sie völlern, sobald die Waage eine Abnahme anzeigt, weil Ihre Gesundheit für ihn eine große Mülltonne ist, die er mit Fraß füllen kann, sobald Platz ist. Für Sie ist Ihr Körper aber ein Tempel und das Faszinierendste, das Sie besitzen. Es gibt viele Möglichkeiten, Erfolge zu feiern ... Fressen zählt definitiv nicht dazu!
Wenn wir uns eine Zeit lang nicht gewogen haben und die Waage schlechte Nachrichten liefert, weise ich einfach darauf hin, wie erbärmlich du bist, und frage dich, wann du endlich aufgibst und ein »glücklicher dicker Mensch« wirst. Wenn du das nicht willst, darfst du dich auf gar keinen Fall wiegen. Und da wir ja jetzt keine Ahnung haben, wie viel wir wiegen, kann es doch auch nicht schaden, hin und wieder ein wenig zu völlern, oder?	Sich über längere Zeit nicht zu wiegen, ist, wie mit geschlossenen Augen Auto zu fahren. Selbst wenn wir die Umgebung wirklich gut kennen, ist es doch recht unwahrscheinlich, dass wir weit kommen, ohne einen Unfall zu bauen! Aus meiner Arbeit mit vielen übergewichtigen Patienten kann ich Ihnen sagen, dass die Idee vom »glücklichen dicken Menschen« größtenteils Illusion ist (trotz der sehr verqueren Schönheitsideale unserer Kultur gibt es im Hinblick auf Übergewicht einfach zu viele Probleme bei Gesundheit, Energie und Beziehungen, die Freiheitsgefühl und Lebensfreude der Betroffenen einschränken).

Für die meisten dauerhaft schlanken Menschen, die ich kennengelernt habe, war das regelmäßige Wiegen das beste Mittel zum Abnehmen. Warum? Weil das Wiegen es

162

ihrem Vielfraß nahezu unmöglich macht, sie über die Auswirkungen seines Fraßes hinwegzutäuschen.

Meiner Erfahrung nach wiegen sich die meisten Menschen am besten direkt morgens, weil sie so einen Realitätscheck erfahren, **bevor** sie zu essen beginnen. Freunden Sie sich mit Ihrer Waage an. Umarmen Sie sie, und küssen Sie sie jeden Morgen, um ihr für ihre Bereitschaft zu danken, Ihnen die Wahrheit zu sagen. Versuchen Sie es mal: »Waage, ich liebe dich. Ich habe dich wirklich ganz doll lieb. Du bist meine allerbeste Freundin.«

Nein?

Okay, dann steigen Sie einfach jeden Morgen auf die verdammte Waage, egal was Ihr Vielfraß davon hält. Ich wette, die langfristigen Resultate werden Ihnen gefallen und Ihren Vielfraß wirklich fertigmachen.

Armer Vielfraß.

In den Käfig mit ihm!

PS: Manche Menschen wiegen sich lieber seltener, aber dennoch regelmäßig, vielleicht einmal die Woche oder einmal im Monat. Das ist, wie so vieles bei der *Nie wieder Fressattacken*-Methode, ganz und gar **Ihnen** überlassen. Ich habe nur die Erfahrung gemacht, dass größere Messintervalle dem Vielfraß mehr Gelegenheit für seine Partys lassen. Ich sag ja nur …

PPS: Manchen Menschen hilft eine schriftliche Liste **aller Einwände**, die ihr Vielfraß machen könnte, einschließlich von Schreien über zu hohe, zu niedrige oder genau richtige Werte (Ihr Vielfraß wird **jede** Gelegenheit nutzen, Sie zu einer Fressattacke zu überreden, und eine solche Liste möglicher Szenarien hilft Ihnen dabei, seine Schreie zu erkennen).

17
Ihr persönliches Vielfraßschrei-Tagebuch

Wie bereits gesagt müssen Sie nur aufhören zu völlern, um mit dem Völlern aufzuhören.

Entwerfen Sie Ihren Ernährungsplan, stehen Sie voll und ganz dahinter, und dann leben Sie Ihr Leben.

Sie benötigen keine speziellen Hilfsmittel, Meditationen, Gesänge oder Rituale. Sie müssen sich nur an Ihren eigenen Ernährungsplan halten und jegliche Gedanken (Vielfraßschreie) ignorieren, die Sie davon abzubringen versuchen.

Ein Tagebuch ist daher für das *Nie wieder Fressattacken*-Programm **nicht** unbedingt erforderlich.

Allerdings können Sie die Vielfraßschreie nur ignorieren, wenn Sie sie als solche erkennen. Ihr Vielfraß wird immer neue Verkleidungen für seine Schreie erdenken – *besonders am Anfang*. Schließlich will er nicht für immer in den Käfig und deshalb voller Inbrunst nach Schlupflöchern suchen.

Schlussendlich laufen alle Argumente des Vielfraßes auf »Weil es lecker ist« oder »Ich will meinen Fressrausch« hinaus, und wenn er erst einmal erkennt, dass Sie das wissen, wird er Sie irgendwann in Ruhe lassen. Wie alle Wildtiere in Gefangenschaft wird er erkennen, dass es nichts bringt, ständig gegen die verschlossene Tür zu schlagen.

Weil der Vielfraß aber in uns steckt und Zugang zu unseren Gedanken hat, hört jeder von uns während der Eingewöhnungsphase etwas andere Schreie. In diesem Buch eine vollständige Liste zu erstellen ist also völlig unmöglich.

Genau deshalb kann ein Tagebuch hilfreich sein.

Es hilft Ihnen, die Stimme Ihres Vielfraßes zu erkennen, wenn er einen neuen Schrei austestet. Moment mal, was höre ich da gerade:

»Glenn sagt, du musst ein Tagebuch führen, sonst kannst du meine **neuen,** kreativen Argumente nicht hören? Das bedeutet, dass wir an dem Tag, an dem du es zum ersten Mal vergisst, Vollgas geben und uns das Maul vollstopfen können. Klasse!«

Ein typischer Vielfraßschrei!

Sie haben Ihren Ernährungsplan unmissverständlich formuliert und deutliche Grenzen gesetzt.

Sie haben sich hoch und heilig geschworen, ihn auf ewig einzuhalten.

Sie **können dies jederzeit** tun, ohne Tagebuch zu führen.

Ein Tagebuch macht es Ihnen nur einfacher, da Sie die Vielfraßschreie leichter erkennen. Das ist alles.

Eine einfache Methode ist beispielsweise, den Vielfraß jeden Morgen herauszufordern, bevor Sie irgendetwas essen. Sagen Sie z.B.: »Los, Vielfraß! Ich erlaube dir mit meinen Fingern jegliches Argument aufzuschreiben, mit dem du mich überzeugen willst, dich mit Fraß zu füttern. Lass mal sehen, ob du heute eine gute Idee hast!«

Das ist völlig in Ordnung. Es sind Ihre Finger, und Sie können jederzeit wieder die Kontrolle übernehmen. Und da Sie **nie wieder** völlern werden, egal was der Vielfraß sagt, können Sie ihm ruhig die Kontrolle über Ihre Finger überlassen.

Sobald die Vielfraßschreie erst einmal schwarz auf weiß vor Ihnen liegen, kostet es weniger Kraft, sie zu erkennen und zu ignorieren.

Nun könnte man meinen, der Vielfraß erkennt den Trick und bleibt stumm, damit Sie ihm nicht weiter in die Karten sehen können. Der Vielfraß ist aber so impulsgesteuert, dass er sich nicht zurückhalten kann. Er wird es immer wieder versuchen, egal was beim letzten Mal dabei herauskam, beim vorletzten Mal oder das Mal davor.

Das ist, als hielten Sie einem Dobermann ein Stück Steak vor die Nase. Die Aussicht auf das Stück Fleisch ist einfach zu verlockend. Der Vielfraß wird seinen niederen Instinkten folgen.

Wenn Sie ihn mit der Möglichkeit einer Fressattacke locken, wird Ihr inneres Fressmonster wie der Dobermann alles versuchen.

Was für ein Trottel.

Ab in den Käfig mit ihm!

18
Angst vor Fressattacken

Viele Menschen, die mit meinem Programm beginnen, haben Angst, dass die nächste Fressattacke nur auf sie lauert, ob nun heute oder »irgendwann in naher Zukunft«. Was sie da hören, ist aber die Stimme des Vielfraßes und nicht etwa ihre eigene.

Hinter der Aussage »Ich fürchte, ich werde eine Fressattacke haben« steckt nur der Vielfraß, der sagt: »Ich will fressen!«

Immer.

Ohne Ausnahme jedes Mal!

So einfach ist das.

Die Angst vor Fressattacken ist die große Lüge, hinter der sich nur der Plan Ihres inneren Fressmonsters versteckt, wieder zu fressen.

Jeglicher Zweifel an Ihrer Fähigkeit, nie wieder zu völlern, ist ein Vielfraßschrei. Jegliche Unsicherheit kommt vom Vielfraß.

Da Sie aber schlicht nie mehr völlern werden, müssen Sie sich nicht sorgen.

19
Was tun, wenn es nicht funktioniert?

W as tue ich, wenn es nicht funktioniert?«
Die Frage **an sich** ist ein Vielfraßschrei.

Per Definition lässt die *Nie wieder Fressattacken*-Methode jeglichen Fressimpuls ins Leere laufen, damit Sie endlich frei über Ihre Ernährung entscheiden können. Wie Sie diese angeborene Fähigkeit nutzen, ist ganz Ihnen überlassen.

Wenn Sie Ihren freien Willen zu Ihrem Vorteil einsetzen, dann wird es funktionieren. Sie können gar nicht scheitern, weil Sie nichts tun, außer sich von einer Illusion zu lösen und alles, was Sie aufhalten will, aus dem Weg zu räumen.

Wenn Sie bewusst und vorsätzlich beschließen, den Vielfraß jetzt, da Sie sein Spiel kennen, aus dem Käfig zu lassen, ist auch das ganz allein Ihre Sache.

Denn bei *Nie wieder Fressattacken* geht es schlicht darum, Ihnen Ihren freien Willen zurückzugeben. Die Methode beruht auf absoluter Unabhängigkeit.

Sie sind **definitiv in der Lage**, Ihren Vielfraß einzusperren, aber Sie sind auch der **Einzige**, der das kann.

Wenn es gelingt, werde ich mir das nicht als Verdienst anrechnen.

Aber wenn es nicht klappt, werde ich auch nicht die Schuld dafür auf mich nehmen.

Denn ich habe Ihnen nur erklärt, dass Sie bereits die ganze Zeit die Kontrolle hatten.

Ich habe Ihnen erlaubt, Ihren eigenen Ernährungsplan aufzustellen – (wozu Sie meinen Segen nicht brauchen) –, und Ihnen gezeigt, wie Sie Ihren Vielfraß besser erkennen können.

Sie mussten nur Ihre Hacken zusammenschlagen, Ihre Augen öffnen und sich klarmachen, was Schweinefraß ist. Sie mussten sich von dem Irrsinn unserer Gesellschaft in Sachen Essen lösen, einmal genau betrachten, was die Lebensmittelindustrie mit uns macht, und völlig selbstständig entscheiden, was in Ihren Körper gehört und was nicht.

Ich hoffe wirklich, ich konnte Ihnen die Augen öffnen und Ihnen Ihre Selbstbestimmung zurückgeben.

Aber vor allem hoffe ich, dass Sie nun erkennen, dass Sie nicht Ihr Vielfraß sind!

Wenn Sie sich aber immer noch schwer damit tun, gibt es ein paar Dinge, die Sie machen können.

Ziehen Sie einen Ernährungsplan in Betracht, der völlig auf raffinierten Zucker, raffiniertes Mehl und Alkohol verzichtet, denn diese Stoffe bringen unseren Körper auf verschiedene Weise aus dem Gleichgewicht und verstärken das Verlangen nur.

Verstehen Sie mich richtig, ich käme **nie** auf die Idee zu sagen, jeder müsse darauf verzichten.

Aber Sie werden zumindest kaum einen Arzt finden, der sagt: »Sie sind nicht gesund, weil Ihr Körper mehr Zucker, Mehl und Alkohol benötigt.« Verstehen Sie, worauf ich hinauswill?

Für **die meisten** Menschen ist »nie« aber viel einfacher durchzuhalten als »manchmal«.

Genug dazu.

Bevor wir zum Ende dieses Kapitels kommen, möchte ich Ihnen noch eine List vorstellen, die Ihr Vielfraß als letzten

Ausweg nutzen könnte, bevor wir uns langsam dem Ende dieses kleinen, verrückten Buches nähern, das ich da geschrieben habe.

Aber nun zur List:

> »Du kannst nicht mithilfe deines freien Willens aufhören zu völlern, da der freie Wille nicht existiert.«

Dieser letzte verzweifelte Versuch Ihres Vielfraßes, Sie dazu zu bringen, Ihren Mund zu öffnen und die Feinkostabteilung zu plündern, ist durchaus raffiniert.

Er möchte Sie in eine unlösbare Diskussion verstricken, damit Sie weiter völlern, bis Sie eine Lösung gefunden haben.

Auch wenn ich kein jahrelanges Philosophiestudium hinter mir habe und belegen kann, dass der freie Wille existiert, so bin ich doch **fest davon überzeugt**. Aber selbst wenn unser Schicksal völlig vorausbestimmt wäre, was sollte uns zu dem Schluss führen, dass wir den Wünschen des Vielfraßes gehorchen sollten statt unseren eigenen?

Was Ihnen der Vielfraß verheimlicht, ist nämlich die zweite Hälfte seiner Logik, die besagt: Weil es keinen freien Willen gibt, müssen Sie sich dafür entscheiden, ihn weiter völlern zu lassen. Aber wenn der freie Wille nicht existierte, hätten Sie auch hier nicht die Wahl.

Vielleich hat Gott auch das Universum geschaffen und vorausbestimmt, dass wir unser Leben lang nichts als Salat essen sollen. Woher sollen wir das wissen? Egal was unser Vielfraß sagt. (Anmerkung: Ich bin absoluter Agnostiker, dies ist also nur meine ganz persönliche, bescheidene Meinung. Aber wen es interessiert, der kann unter Genesis 1,29 nachlesen, was die Bibel dazu sagt, was wir essen sollten.)

Was mich angeht, ist die Antwort auf diesen besonders kniffligen Schrei des Vielfraßes, dass wir die Diskussion um die Existenz des freien Willens am besten den Philosophen überlassen.

Selbst wenn er nicht existieren sollte, müssen wir immer noch handeln, als ob er es täte, denn sonst würde unsere Gesellschaft nicht funktionieren. Dann wäre niemand für irgendetwas verantwortlich und jeder könnte tun und lassen, was er wollte, ohne dafür jemals zur Rechenschaft gezogen zu werden!

Bis jemand aber eine wissenschaftlich nachweisbare Unterhaltung mit Gott (was immer das sein mag) führt, werden wir dies vermutlich nie mit Sicherheit wissen. In der Zwischenzeit werden wir den Vielfraß schlicht weiterhin schonungslos in seine Schranken weisen.

Warum?

Weil wir es können.

20
Alkohol-Vielfraß, Drogen-Vielfraß und andere Vielfraße, die es zu beherrschen gilt

Wenn Sie meine Methode schon ein wenig ausprobiert haben, überlegen Sie vermutlich auch bereits, auf welche Lebensbereiche sie sich noch anwenden lässt.

In Wahrheit habe ich die Idee der strikten Trennung zwischen Dünn-Denkendem-Ich und Dick-Denkendem-Ich, um Letzteres erkennen und ignorieren zu können, gar nicht erfunden. Die Idee von »Teufelchen und Engelchen auf unseren Schultern«, die für den Wettstreit unserer konstruktiven und destruktiven Impulse steht, gibt es schon seit Menschengedenken.

Während andere diese Idee über Jahrzehnte auf Suchtprobleme wie Drogen, Alkohol und Zigaretten angepasst haben, kam ich zu der Überzeugung, dass sie auf komplexe Verhaltensweisen wie unser Essverhalten nur in stark modifizierter Form anwendbar sein kann.

Am allerwichtigsten war die deutliche Unterscheidung der Herangehensweisen vor und nach der Fressattacke. Dies war nötig, weil die meisten Menschen zahlreiche Versuche benötigen, um die *Nie wieder Fressattacken*-Methode so selbstsicher nutzen zu können, dass sie »den Hügel bis zur Spitze hinaufradeln« können, ohne sich von der Möglichkeit des Scheiterns und/oder destruktiven Schuld- oder Schamgefühlen ablenken zu lassen.

Auch brauchte ich für diese Art komplexer Verhaltenssysteme eine passende Analogie wie die der Gesellschaft, die auf einem festen Satz von Regeln beruht.

Und schließlich musste ich eine Reihe von Prinzipien entwickeln, anhand derer jeder seinen eigenen Ernährungsplan entwerfen kann, ohne dass ich in seine Autonomie eingreife.

Wenn Sie allerdings Probleme mit Drogen, Alkohol oder anderen Suchterkrankungen haben sollten, kann ich Ihnen nur die Arbeit von Jack Trimpey von Rational Recovery Systems (www.rational.org) empfehlen [nur in englischer Sprache verfügbar; Anm. d. Red.]. Statt zu versuchen, einen »Alkohol-Vielfraß« oder »Drogen-Vielfraß« für sich zu definieren, nutzen Sie besser seine Methode. Sie werden feststellen, dass sie sich mit dem, was Sie in diesem Buch gelernt haben, sehr gut kombinieren lässt.

Es gibt zwar einige Überschneidungen, aber mein Ansatz ist nicht auf die gleiche Weise auf die Bekämpfung von Suchtproblemen wie Alkohol oder Drogen anwendbar wie auf Essprobleme. Außerdem habe ich keine persönlichen Erfahrungswerte, was die Abhängigkeit von Drogen, Alkohol oder Zigaretten angeht, und habe mich mit ihnen auch nicht so umfassend auseinandergesetzt wie mit Essverhalten und Ernährung.

Sollten Sie von einer solchen Abhängigkeit betroffen sein, sind Sie daher mit den Arbeiten Jack Trimpeys deutlich besser beraten.

Wenn Sie aber das Gefühl haben, meine Methode ließe sich auch erfolgreich auf andere komplexe Verhaltensweisen als das Überessen übertragen, dann haben Sie durchaus recht!

Wenn Sie beispielsweise nie wieder prokrastinieren möchten, um Ihren Trainingsplan einzuhalten, ein Buch zu Ende zu schreiben und/oder all das zu tun, das Sie fertigbringen könnten, wenn nicht diese innere Stimme es immer auf »später« verschieben wollte. Formulieren Sie einfach einen eindeutigen Plan, und ignorieren Sie Ihren prokrastinierenden Zeit-Vielfraß, wenn er Sie mal wieder mit irgendetwas ablenken will.

Oder lesen Sie einfach mein Buch *45 Fress-Trigger besiegen. Mit einfachen psychologischen Tricks Fressattacken widerstehen* [erscheint 2021 bei Knaur Balance; Anm. d. Red].

21
Mein persönlicher Ernährungsplan

Was ich esse?
   Das geht Ihren Vielfraß nichts an!
   Aber ich verrate Ihnen, was ich **nie wieder** essen werde:
Fraß!

22

Der praktische Weg, den die meisten Menschen einschlagen

Wenn Sie bis hierhin gelesen haben, wissen Sie, dass es möglich ist, einen Ernährungsplan aufzustellen, sich an ihn zu halten und nie wieder zu völlern. Die klaren Vorgaben dieses gedanklichen Tricks liefern Ihnen alles, was Sie benötigen, um zermürbende Zweifel und Unsicherheiten abzuschütteln und Ihr Essverhalten auf nie da gewesene Weise unter Kontrolle zu haben.

Aber – und nun sollten Sie Ihrem Vielfraß die Ohren zuhalten – die meisten Menschen machen bei dieser Methode anfangs Fehler. Ihr Vielfraß wird behaupten, das beweise nur die Nichtigkeit dieser Methode und dass Sie »etwas anderes finden müssen«.

Daher höre ich von vielen Menschen, dass sie die *Nie wieder Fressattacken*-Methode mit **einigem** Erfolg **ausprobiert** haben, aber nicht glauben, dass sie ihnen »auf lange Sicht« wirklich hilft und sie daher »etwas anderes« versuchen wollen.

Das verwirrt mich dann immer ein wenig, denn meine Methode ist kein Magenbypass, keine Pille und keine therapeutische »Behandlung«. Es ist **nichts**, was ich **mit Ihnen** oder **für Sie** tue, damit Sie mit den Fressattacken aufhören. Alles, was ich tue, ist gesunden Menschenverstand, freien Willen und Eigenverantwortlichkeit in ihrer reinsten Form anzuwenden.

Zuerst haben wir schonungslos all Ihre Trigger-Lebensmittel und Essgewohnheiten klar benannt.

Dann haben wir klar benannt, was die gesündesten Entscheidungen in Sachen Essen sind.

Wir haben uns zu diesen Entscheidungen aus ganzem Herzen bekannt (als der Mensch, der Sie sind oder werden wollen).

Und wir haben **jegliche** Gedanken und Gefühle, die auch nur den geringsten Zweifel daran aufkommen lassen wollen, als ihr destruktives Selbst (Ihren Vielfraß oder wie immer Sie es nennen möchten) definiert.

Einfache alltagspsychologische Techniken sorgen dann dafür, dass wir klar genug denken können, um alle Unsicherheiten und Zweifel zu verbannen und uns voll und ganz unserem Ziel zu verschreiben.

Wenn wir straucheln und einen Fehler machen, stehen wir einfach wieder auf und konzentrieren uns erneut ganz auf unser Ziel – genau wie der olympische Bogenschütze, der sich bei jedem Pfeil neu auf die Mitte der Zielscheiben konzentriert.

Wenn Sie **immer wieder** aufstehen, werden Sie sich **zwangsläufig** verbessern.

Sie können mit *Nie wieder Fressattacken* **nur** scheitern, wenn Sie gesunden Menschenverstand ablehnen oder bewusst entscheiden, Ihren Vielfraß freizulassen.

Daher frage ich Menschen, die sagen: »Es funktioniert nicht«, immer: **»Was ist denn die Alternative?«**

Wäre es besser, das Ziel unscharf zu formulieren, also »blind« mit dem Bogen zu schießen, statt klar zu definieren, was gesundes Essen für Sie bedeutet? Ich glaube nicht! Mein Großvater sagte immer: »Wenn du nicht weißt, wo du hinwillst, landest du vermutlich irgendwo anders!«

Sollten wir es vermeiden, zwischen gesunden und destruktiven Essensentscheidungen zu unterscheiden? Ich sehe nicht, wie das irgendjemandem helfen könnte. Sie müssen wissen, was gesund ist, um sich danach zu richten, und was ungesund ist, um es zu meiden.

Sollten wir »versuchen, uns gesund zu ernähren«, und einfach unser Bestes tun? Wenn Ihnen das gelänge, würden Sie dieses Buch vermutlich nicht lesen!

Sollten wir uns zum millionsten Mal einen neuen Diät-Guru suchen? Tun Sie das, wenn Sie möchten. Aber schlussendlich werden Sie sich **immer** an einen festen Satz aus Ernährungsregeln halten und lernen müssen, wie Sie verhindern können, Wege um diese Regeln herum zu suchen.

Sollten wir alle Verantwortung für die Fähigkeit zur Selbstbeherrschung weit von uns weisen und so tun, als ob wir eine seltsame, chronische Krankheit hätten, um uns dann ein Leben lang öffentlich dazu zu bekennen – vor Menschen, die ihre eigenen seltsamen Krankheiten haben? Sollten wir Abende von unseren Familien getrennt verbringen, um darüber zu reden, dass wir keine Selbstbeherrschung haben und wie sehr wir gesunden Appetit fürchten? Das ist ein trübseliges Bild der Menschheit, finden Sie nicht auch? Zu sagen, wir können uns beim Essen nicht beherrschen, stellt uns auf eine Stufe mit wilden Tieren, und ich persönlich glaube, dass wir Menschen **viel mehr sind** als das.

Daher sage ich: »Nein, danke!«

Aber ich verstehe, warum Menschen vor Enttäuschung Angst haben.

Ich verstehe ihren Schmerz, denn auch ich habe

Tausende Dinge ausprobiert und bin immer wieder gescheitert.

Aber wenn Sie sich auf das *Nie wieder Fressattacken*-Spiel einlassen, sich voll und ganz zu Ihrem Ernährungsplan bekennen, Ihren Vielfraß einsperren und dann nachsichtig mit sich sind, sobald Sie einen Fehler gemacht haben, und einfach wieder von vorne beginnen ...

... dann gibt es buchstäblich **keine** Möglichkeit zu »versagen«! Sie können nur **stolpern**. Solange Sie immer wieder aufstehen, **muss** die *Nie wieder Fressattacken*-Lebensweise zu Ihrer zweiten Natur werden, und irgendwann denken Sie wie ein dauerhaft dünner Mensch.

Stellen Sie es sich einfach folgendermaßen vor:

Auch Sie konnten als kleines Kind nicht von Anfang an laufen. Aber Sie haben es versucht, sind ein paar Schritte gelaufen und dann hingefallen – manchmal direkt aufs Gesicht!

Haben Sie gesagt »Dieses Laufen funktioniert offensichtlich nicht, also werde ich einen Weg finden müssen, darum herumzukommen«?

Natürlich nicht!

Hören Sie also nicht mehr auf den Blödsinn des Vielfraßes und legen Sie los!

Ihr Nimmersatt mag am Anfang die eine oder andere Schlacht gewinnen, aber er wird **niemals** den Krieg gewinnen, wenn Sie ihn nicht lassen.

Habe ich recht oder habe ich recht?

Sie mögen nicht perfekt sein, aber das ist kein Grund, nicht nach Perfektion zu streben. Meiner Erfahrung nach ist es sogar der einzige Weg, den Vielfraß für immer einzusperren.

23
Der nächste Schritt

[Die im Folgenden vorgestellten Materialien und Hilfsmittel sind ausschließlich in englischer Sprache verfügbar; Anm. d. Red.]

Dieses Buch gibt Ihnen alles an die Hand, was Sie benötigen, um nie wieder Fressattacken zu haben. Sie müssen nicht zum Psychiater oder zur Selbsthilfegruppe. Sie müssen sich nicht zur Buße für Ihre Fehler mit dem Kochlöffel schlagen oder monatelang Nabelschau betreiben.

Sie müssen nur einen gesunden Ernährungsplan festlegen, sich voll und ganz darauf einlassen und daran denken, dass jegliche auch noch so kleine Abweichung Fraß ist.

Dann ignorieren Sie den Vielfraß einfach **jedes Mal,** wenn er nach Fraß schreit.

Wenn Sie dies tun, kann Ihre letzte Fressattacke – ob sie nun fünf Sekunden, fünf Minuten oder fünf Monate her ist – **wirklich** Ihre letzte gewesen sein.

Dennoch finden es manche Menschen hilfreich, persönlich über ihre Probleme zu sprechen, die Informationen individueller aufbereitet zu bekommen und/oder zu sehen, wie ich anderen Menschen im Kampf gegen ihren Vielfraß helfe. Andere können Informationen besser aufnehmen, wenn sie in unterschiedlicher Form dargeboten werden.

Daher biete ich Ihnen Folgendes:

- **Coaching [Never Binge Again Coaching]:** Hilfe bei der individuellen Gestaltung Ihres Ernährungsplans, dem Ignorieren der Vielfraßschreie und dem Einsperren des Vielfraßes! www.NeverBingeAgainCoaching.com

- **Persönliche Beratung [Personal Consultations]:** Sie bekommen eine wirksame, persönliche Hilfestellung, sofort mit den Fressattacken aufzuhören. Nur in Ausnahmefällen stehe ich persönlich zur Verfügung. Anfragen bitte über meine Webseite.

- **Wochenendseminare [Weekend Immersions]:** Geben Sie dem Ende Ihrer Fressattacken höchste Priorität mit einem Wochenendseminar zum Zuvertrauen in den eigenen Ernährungsplan.

Auf www.NeverBingeAgainCoaching.com finden Sie die neuesten Angebote:

- **Vielfraß-Schadensrechner [Pig Damage Calculator]:** Dieser kleine Test zeigt Ihnen, wie viel Schaden der Vielfraß bei Ihnen angerichtet hat. Ein toller Einstieg, der Ihnen ausreichend Motivation liefert.

- **Kostenlose Vorlagen [Free Starter Food Plan Templates]:** Diese Ernährungsplan-Vorlage erleichtert Ihnen die Aufstellung Ihres persönlichen Ernährungsplans mit vorgefertigten Abschnitten für **Nie-** und **Immer-Regeln, bedingt** und **unbegrenzt Erlaubtes.**

- **Ernährungsplan-Arbeitsblatt [Custom Food Plan Creation Worksheet]**: Ein einfaches FAQ, dessen Fragen Ihnen dabei helfen, Ihren Ernährungsplan aufzustellen, ggf. zu überarbeiten und zu perfektionieren.

- **Notfallkarte [Craving Defeater Wallet Card]**: Mit dieser hilfreichen Karte, die in jede Brieftasche passt, und einer MP3-Datei für Ihr Handy bekommen Sie Verlangen und Gelüste sofort in den Griff.

- **Rettungs-Set [Binge Recovery Set]**: Diese MP3-Datei mit Arbeitsheft hilft Ihnen ganz schnell wieder auf die Füße, egal wie heftig Ihr Rückfall gerade war.

- **Anleitung für Änderungen am Ernährungsplan [How to Change Your Food Plan Cheat Sheet]**: Eine praktische Seite mit hilfreichen Tipps, wie Sie erkennen, ob **Sie** eine Veränderung vorschlagen oder vielleicht doch der Vielfraß!

- **Hilfe gegen die Verzichtsfalle [Avoiding the Deprivation Trap Workbook]**: Haben Sie Probleme mit einer Ihrer Regeln oder dabei, ein bisher bedingt erlaubtes zum **nie** erlaubten Lebensmittel zu erklären? Fragen Sie sich: Wer wird es vermissen? Sie oder der Vielfraß? Mit diesem Arbeitsheft werden Ihre Ernährungsentscheidungen einfacher.

- **Die vier häufigsten Ernährungslügen entlarvt [The Four Most Common Food Industry Lies and How to Defeat Them]** (Audio-Interview + Transkript): In unserer Gesellschaft findet der Vielfraß immer wieder Bestätigung. Hier erfahren Sie, wo die Gefahren liegen, und bekommen einfache Strategien an die Hand, mit denen Sie dennoch Ihre Ziele erreichen!

- **Die fünf größten Lügen der Lebensmittelindustrie [The Five Most Common Food Industry Lies and How to Defeat Them!]**
Wenn Sie sich zusätzlich gegen die Tricks der Lebensmittelindustrie schützen wollen, laden Sie meine kostenlose Audio-Datei (samt Word-Niederschrift) herunter.

- **Schutz gegen fremde Vielfraße [Unusual Ways to Neutralize Other People's Pigs]** (Audio-Interview + Transkript): Haben Sie Angst davor, was andere denken könnten oder dass Sie Verlockungen verfallen, wenn Sie auswärts essen gehen? Damit ist jetzt Schluss! Diese Audio-Datei liefert Ihnen einfache Strategien, wie Sie damit ganz einfach fertigwerden.

- **16 gemeine Vielfraßschreie [16 Sneaky Pig Squeals and How to Defeat Them]** (Audio-Interview + Transkript): Dieses Interview stellt Ihnen die hinterhältigsten Vielfraßschreie anderer Betroffener vor und hilft Ihnen, sie noch einfacher zu erkennen.

- **Arbeitsblatt »Keine Reue« [The »No Regrets« Worksheet]:** Neue Wege beschreiten – zwei unterschiedliche Herangehensweisen und wohin sie führen können.

- **Angstkiller [Binge Anxiety Killer]:** Eine Audio-Datei gegen die Angst vor Fressattacken und eine kleine Karte, die Sie ausdrucken und ins Portemonnaie stecken oder auf Ihrem Handy speichern können. So sind Sie immer gewappnet, wenn die Angst wieder zuschlägt.

Laden Sie all diese Bonusmaterialien herunter:
www.NeverBingeAgainCoaching.com

Persönliches Coaching
www.NeverBingeAgainCoaching.com

Leserforum
www.NeverBingeAgainCoaching.com

Zum Schluss noch dies

Ich freue mich, wenn Sie Ihre Erfahrungen mit mir teilen. Besonders hilfreich ist auch, wenn Sie die hinterhältigen Schreie Ihres Vielfraßes mit anderen teilen. Nutzen Sie einfach unsere Facebook-Seite und/oder laden Sie sie auf YouTube hoch, und schicken Sie uns den Link. Eine Anleitung dafür finden Sie auf der Website.

Jetzt ist es an **Ihnen ...**

Sperren Sie Ihren Vielfraß für immer in den Käfig!

Nie wieder Fressattacken!

Anmerkungen

1 Achtung: Ihr Ernährungsplan ist eine sehr persönliche und private Angelegenheit. Andersherum gehen Sie auch die Pläne anderer nichts an, es sei denn, sie möchten darüber sprechen. Der Vorwurf, Schweinefraß zu essen, beendet zuverlässig jede Freundschaft. Jeder muss für sich entscheiden, was er essen will und was nicht. Jeder kann auch entscheiden, ob er überhaupt sein Dick-Denkendes-Ich (den Vielfraß) vom Dünn-Denken-den-Ich trennen will. Sie können den Schweinefraß also nur für sich selbst definieren! Mehr dazu finden Sie im Kapitel über die Vielfraße anderer.

2 Diese Philosophie wurde erstmals von John Derek im Film *Vor verschlossenen Türen* (1949) formuliert: »Lebe schnell, stirb jung und hinterlasse eine gut aussehende Leiche.«

3 Ich habe den wirklichen Namen meines Freundes und die Details zu seiner Firma zum Schutz der Unschuldigen geändert.

4 Ich sollte es wissen, weil ich leider einer von ihnen war! Meine Firmen haben zweistellige Millionenbeträge mit der Beratung von Fortune-500-Unternehmen verdient.

5 »Die Hölle, das sind die anderen« stammt aus Jean-Paul Sartres Drama *Geschlossene Gesellschaft*, in dem sich die in einem Raum eingeschlossenen Figuren ohne Hoffnung auf Freiheit gegenseitig ausgeliefert sind.

6 Tatsächlich verbessert es Ihre Fähigkeit zum klaren Denken sogar, wenn Sie Ihren Vielfraß beherrschen!

7 Anmerkung: Sie müssen nicht erst »ganz unten« angekommen sein, aber Sie müssen hinreichend motiviert sein.
(Das Warten, bis man »ganz unten« ist, ist in Wahrheit ein Vielfraßschrei: »Ich nehme mal an, dass du noch nicht ganz abgestürzt bist. Lass uns bis dahin reinhauen. Lecker!!!«)

8   Kann man zum Beispiel »rotlichtkrank« sein? Kann man ein zwanghafter Bowlingspieler sein?

9   Mein Vielfraß nennt mich immer »Alter«. Ich weiß auch nicht, warum.

10   Ich habe zwar mein Buch *Eat With Your Head* vom Markt genommen, nachdem ich erkannt habe, wie falsch ich ursprünglich über Psychologie und Esssucht gedacht habe, aber mit der Website *EmotionalEatingSecrets.com* konnte ich das nicht machen, weil sie eng mit anderen Projekten und Partnern verwoben war, denen gegenüber ich vertragliche Verpflichtungen habe.

Kreisen deine Gedanken häufig
um deinen Körper und das Thema Essen?
Möchtest du endlich entspannt essen können und ganz
nebenbei dein Wohlfühlgewicht erreichen?

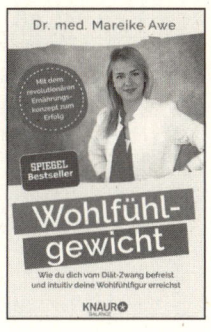

Kalorienzählen, Diät und Verzicht führen zu Heißhunger und zum Jo-Jo-Effekt – das hat die Ärztin und Nr.-1-Podcasterin Dr. med. Mareike Awe lange Jahre am eigenen Körper erfahren. Mit dem neuartigen Ansatz des intuitiven Essens und mentalen Trainings hat sie ihr eigenes Wohlfühlgewicht erreicht und Zehntausende Menschen auf der Reise zum eigenen Wohlfühlkörper unterstützt. In diesem Ratgeber hilft Mareike dir auf einfache und charmante Art, den Blick nach innen zu wenden, die wahren Ursachen für dein angespanntes Essverhalten zu erkennen und ein gesundes Körpergefühl zu entwickeln.

Mareike Awe
WOHLFÜHLGEWICHT
978-3-426-67582-3

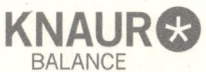

*»Die gute Nachricht ist:
Wir können das Vertrauen in
unseren Körper zurückgewinnen.«
Megan Jayne Crabbe*

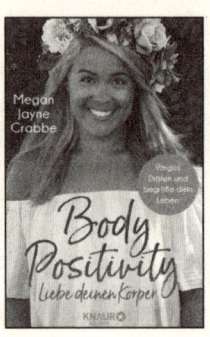

Body Positivity ist ein Buch für jede Frau, die sich jemals schlecht in ihrem Körper gefühlt hat und sich gefragt hat, ob das Leben einfacher und cooler wäre, wenn sie nur irgendwie »besser« aussehen würde. Megan Jayne Crabbe ist eine der ersten Stimmen der neuen Body-Positivity-Bewegung. Basierend auf ihrer eigenen Erfahrung ruft sie mit ihrem Ratgeber zur Selbstakzeptanz auf. Sie gibt praktische Anleitungen zum positiven Umgang mit dem Körper und analysiert den Einfluss manipulativer Werbung auf unser Selbstbild. Mit ihrem unnachahmlichen Charme, ihrem bissigen Humor und einer rebellischen Haltung plädiert Megan für eine Welt ohne Bikini-Figur-Diäten und einen liebevollen Blick auf sich selbst.

Megan Jayne Crabbe
BODY POSITIVITY
978-3-426-67564-9

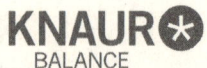

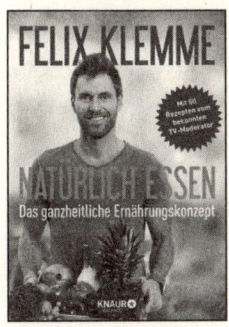
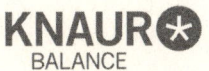